月经疾病
预防与调养

主编 郭 力 李廷俊

YUEJINGJIBING
YUFANGYUTIAOYANG

U0307932

中国中医药出版社
·北京·

图书在版编目（CIP）数据

月经疾病预防与调养 / 郭力，李廷俊主编 . —北京：中国中医药出版社，2016.9

（常见病预防与调养丛书）

ISBN 978 – 7 – 5132 – 3503 – 7

Ⅰ . ①月… Ⅱ . ①郭… ②李… Ⅲ . ①月经病—防治 Ⅳ . ① R711.51

中国版本图书馆 CIP 数据核字（2016）第 154805 号

中国中医药出版社出版

北京市朝阳区北三环东路 28 号易亨大厦 16 层
邮政编码　100013
传真　010 64405750
三河市宏达印刷有限公司印刷
各地新华书店经销

开本 880×1230　1/32　印张 11.75　字数 331 千字
2016 年 9 月第 1 版　2016 年 9 月第 1 次印刷
书号　ISBN 978 – 7 – 5132 – 3503 –7

定价　35.00 元
网址　www.cptcm.com

如有印装质量问题请与本社出版部调换
版权专有　侵权必究

社长热线　010 64405720
购书热线　010 64065415　010 64065413
微信服务号　zgzyycbs

书店网址　csln.net/qksd/
官方微博　http：//e.weibo.com/cptcm
淘宝天猫网址　http：//zgzyycbs.tmall.com

内容提要

本书重点介绍了中药方剂，以及药膳、药浴、药枕、按摩、敷贴、刮痧、拔罐等用于预防和调养月经疾病的家庭调养方法。

本书内容通俗易懂，方法简便易行，可作为家庭医学书籍。

远离疾病，做自己的健康管家

　　我们每个人都希望自己健康长寿，然而"人吃五谷杂粮而生百病"，生老病死是客观的自然规律。在日常生活中，经常会有各种疾病找上门来，干扰我们的生活，甚至剥夺我们的生命。其实，生病就是疾病在生长！如果想要阻止疾病的生长，首先得知道生病的原因是什么，据此而预防疾病，调养身体。

　　从营养学的角度而言，人生病的原因可分为两大类：第一，各种细菌和病毒的入侵，比如感冒、流行病等；第二，不良生活方式导致的疾病，比如高血压、糖尿病等。无论是哪种原因，疾病都会导致人体细胞异常，继而发生各种不同的症状。从中医学的角度分析，人之所以会生病，主要有两方面原因：一是人自身抵抗力的下降——正气不足，二是外界致病因素过于强大——邪气过盛。在疾病过程中，致病邪气与机体正气之间的盛衰变化，决定着病机的虚或实，并直接影响着疾病的发展变化及其转归。"未雨绸缪"，"未晚先投宿，鸡鸣早看天"，凡事预防在先，这是中国人谨遵的古训。"不治已病治未病"是早在《黄帝内经》中就提出来的防病养生谋略，是至今为止我国卫生界所遵守的"预防为主"战略的最早思想，它包括未病先防、已病防变、已变防渐等多个方面的内容，这就要求人们不但要治病，而且要防病，不但要防病，而且要注意阻挡病变发生的趋势，并在病变未产生之前就想好能够采用的救急方法，这样才能达到"治病十全"的"上工之术"。

　　中医学历来重视疾病的预防。一是未病养生，防病于先：指未患病之前先预防，避免疾病的发生，这是老百姓追求的最高境界。二是欲病施治，防微杜渐：指在疾病无明显症状之前要采取措施，治病于初始，避免机体的失衡状态继续发展。三是已病早治，防止传变：指疾病已经存在，要及早诊断，及早治疗，防其由浅入深，或发生脏腑之间的传变。另外，还有愈后调摄、防其复发：指疾病初愈，正气尚虚，邪气留恋，机体处于不稳定状态，脏腑功能还没有完全恢复，此时机体或处于健康未病态、潜病未病态，或欲病未病态，故要注意调摄，防止疾病复发。要想拥有健康的身体，就要学会预防疾病，做到防患于未然。

　　鉴于此，我们组织编写了"常见病预防与调养丛书"，本丛书以"未病应先防，患病则调养"的理念，翔实地介绍了临床常见病的病因、病症和保健预防、调养等，帮助人们更加具体地了解常见疾病的相关知识。让广大读者远离疾病，做自己的健康管家！

"常见病预防与调养丛书"目前推出了临床常见病——糖尿病、高血压、高脂血症、肥胖症、脂肪肝、冠心病、妇科疾病、妊娠疾病、产后疾病、乳腺疾病、月经疾病、小儿常见病等疾病的预防与调养，未来还将根据读者需求，陆续出版其他常见病的预防与调养书册，敬请广大读者关注。

编者

2016 年 8 月

编写说明

　　月经疾病是女性常见、多发疾病，其主要病因、病机是外感六淫之邪或七情内伤，饮食或房事不节所致。因此，月经疾病的预防与调养原则应以调经为主，调经的具体原则就是调理气血、补肾、扶脾和疏肝。

　　凡病"三分治，七分养"，"急则治标，缓则治本"，月经疾病的调养要讲究科学的方法。长期以来，中医学在月经疾病预防与调养面积累了丰富的经验。本书介绍了中药方剂，以及药膳、药浴、药枕、按摩、敷贴、刮痧、拔罐等用于预防和调养月经疾病的家庭调养方法。本书从各方面综合考虑，为读者提供实用的解决方案，既见效又安全，既管用又省钱。

　　本书能够及时地给予读者正确的指导和建议，让读者坐在家中就能做到预防疾病的发生，得了病能够及时进行调养，从而达到少花钱、省时、省力，又能缓解病痛甚至调养好疾病的效果。

　　由于编者水平及掌握的资料有限，若有错误及不当之处，敬请广大读者提出宝贵意见，以便再版时修订与完善。

《月经疾病预防与调养》编委会

2016 年 8 月

目 录

一 / 月经先期 1

病 因 / 3

症 状 / 3

预 防 / 4

调 养 / 4

二 / 月经后期 15

病 因 / 17

症 状 / 17

预 防 / 18

调 养 / 18

三 / 月经先后无定期 35

病 因 / 37

症　状 / 37

预　防 / 38

调　养 / 38

四 / 月经过少 47

病　因 / 49

症　状 / 49

预　防 / 50

调　养 / 51

五 / 月经过多 67

病　因 / 69

症　状 / 69

预　防 / 69

调　养 / 70

六 / 经期延长 87

病　因 / 89

症　状 / 89

预　防 / 90

调　养 / 90

七 / 痛经 95

病　因 / 97

症　状 / 97

预　防 / 98

调　养 / 98

八 / 闭经 123

病　因 / 125

症　状 / 125

预　防 / 126

调　养 / 126

九 / 崩漏 147

病　因 / 149

症　状 / 149

预　防 / 150

调　养 / 150

十 / 经行头痛 171

病　因 / 173

症　状 / 173

预　防 / 174

调　养 / 174

十一 经行感冒 187

病　因 / 189

症　状 / 189

预　防 / 190

调　养 / 190

十二 经行发热 201

病　因 / 203

症　状 / 203

预　防 / 204

调　养 / 204

十三 经行乳房胀痛 213

病　因 / 215

症　状 / 215

预　防 / 215

调　养 / 216

十四 / 经行身痛 223

病　因 / 225

症　状 / 225

预　防 / 226

调　养 / 226

十五 / 经行浮肿 231

病　因 / 233

症　状 / 233

预　防 / 234

调　养 / 234

十六 / 经行吐衄 243

病　因 / 245

症　状 / 245

预　防 / 245

调　养 / 246

十七 / 经行泄泻 251

病　因 / 253

症　状 / 253

预　防 / 254

调　养 / 254

十八 / 经行便血　267

病　因 / 269

症　状 / 269

预　防 / 269

调　养 / 270

十九 / 经行不寐　273

病　因 / 275

症　状 / 275

预　防 / 275

调　养 / 276

二十 / 经行口糜　285

病　因 / 287

症　状 / 287

预　防 / 287

调　养 / 288

二十一 / 经行风疹 291

病　因 / 293

症　状 / 293

预　防 / 293

调　养 / 294

二十二 / 经行眩晕 301

病　因 / 303

症　状 / 303

预　防 / 304

调　养 / 304

二十三 / 经行尿路感染 317

病　因 / 319

症　状 / 319

预　防 / 319

调　养 / 320

二十四 / 经前面部痤疮 329

病　因 / 331

症　状 / 331

预　防 / 331

调　养 / 332

二十五 / 经行情志异常　337

病　因 / 339

症　状 / 339

预　防 / 340

调　养 / 340

二十六 / 经行声音嘶哑　349

病　因 / 351

症　状 / 351

预　防 / 351

调　养 / 352

参考文献　355

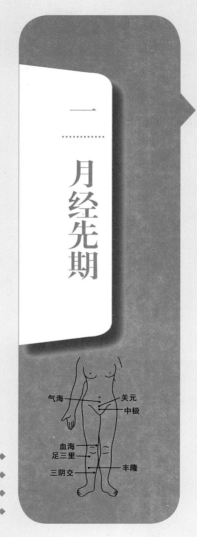

一

··········

月经先期

病因
症状
预防
调养

气海　　关元
　　　中极

血海
足三里
三阴交　　丰隆

月经先期又称为"经行先期""月经超前""经早"，主要是指月经周期提前 7 天以上，并且连续两个周期以上异常。本病可见于排卵型功能失调性子宫出血病、放环后月经失调、黄体功能不足、慢性盆腔炎等疾病。

病　因

（1）气虚　饮食失节，或者劳倦过度，或者思虑过极，损伤脾气。因此中气虚弱，统摄无权，冲任不固，以致月经先期来潮。

（2）血热　血热又可分为实热与虚热。

①实热：常见的包括阳盛血热与肝郁血热。阳盛血热，素体阳盛，或过食辛燥助阳之品，热扰冲任，迫血下行，以致月经提前而至。

②虚热：素体阴虚，或者因久病阴亏，或者因失血伤阴，水亏火旺，热扰冲任，血海不宁，经血因而下行，因此使月经提前而至。

症　状

（1）气虚　经色淡红，质清稀薄，或者伴有经量多，面色㿠白，神疲乏力，头晕心悸，少气懒言，纳少便溏。苔薄，舌质淡，脉细无力。

（2）血热

①实热　经色深红，经质黏稠，或者伴经量多，烦躁口干，大便干结，小便短黄。苔黄，舌质红，脉数。

②虚热　经色红，或者伴经量多，两颧潮红，手足心热，口干咽燥。苔少，舌红少津，脉细数。

预　防

（1）日常生活中要保持心情舒畅，情绪稳定。

（2）注意经期卫生，经期要注意保暖。

（3）平时要防止房劳过度，经期绝对禁止性生活。

（4）经期要注意饮食调理，月经量多者，不宜食用辛辣香燥之物，以免热迫血行，出血更甚。注意别滥用药；宜多食新鲜水果和蔬菜，如茼蒿菜、黄瓜、芹菜、生藕、苦瓜、茄子、柿子、梨、柚子、绿豆、甲鱼等有清热凉血作用，实热证者可以适当选用；乌骨鸡、海参、淡菜、莲子、榛子等，有补气益肾固下作用，体弱者可以适当选用。

（5）月经前期和行经中不宜参加太繁重的劳动和太剧烈的运动。

调　养

中药方剂

◎ 两地汤

【材料】　生地黄 30 克，生白芍 12 克，太子参 12 克，地骨皮 10 克，白薇 10 克，丹皮 9 克，当归 9 克，黄芩 9 克，知母 9 克，麦冬 9 克，阿胶（烊冲）9 克。

【制法】　将以上药物加清水早晚各煎 1 次，取汁。

【用法】　每日 1 剂。早晚各 1 次，温热口服。

【功效】　滋阴清热调经。适用于虚热型月经先期。

◎ 丹栀逍遥散

【材料】　生地黄 15 克，丹皮 10 克，白术 10 克，旱莲草 10 克，生山栀 9 克，当归 9 克，白芍 12 克，炙甘草 3 克，柴胡 9 克，郁金 9 克。

【制法】 将以上药物加清水早晚各煎 1 次，取汁。

【用法】 每日 1 剂。早晚各 1 次，温热口服。

【功效】 清肝解郁调经。适用于肝热型月经先期。

药茶

◎ 牡丹皮青蒿茶

【材料】 牡丹皮 9 克，青蒿 9 克，冰糖 15 克，绿茶 3 克。

【制法】 将牡丹皮与青蒿洗净后，与绿茶一同放入茶杯中，用开水浸泡 15 ～ 20 分钟，再加入冰糖溶化。

【用法】 不拘时代茶频饮。连服 7 日。

【功效】 清热凉血止血。适用于血热型月经先期。

◎ 牡丹皮藕茶

【材料】 新鲜牡丹皮 15 克，鲜藕 100 克。

【制法】 将牡丹皮洗净，加入适量水煎汁；鲜藕洗净，切碎绞汁，与牡丹皮汁相合，然后加入适量白糖，煨煮成羹。

【用法】 每日 1 剂，顿服，连服 3 ～ 5 天。

【功效】 凉血止血。适用于血热型月经先期。

◎ 白茅根茶

【材料】 白茅根 10 克，茶叶适量，红糖适量。

【制法】 煮取 1 碗白茅根、茶叶浓汁，去渣，放入红糖溶化后服饮。

【用法】 每日分 2 次服用。

【功效】 清热调经，凉血止血。适用于血热型月经先期。

药粥

◎ 当归补血粥

【材料】 黄芪 30 克，当归 10 克，粳米 100 克，红糖适量。

【制法】 将黄芪切片后，与当归共煎，取汁去渣，再与洗净的粳米同入砂锅，加入水适量，共煮为粥，再加入红糖调味即成。

【用法】 分 2 次，温热服。

【功效】 益气补血。适用于气血不足之月经先期。

◎ 枣仁桂圆粥

【材料】 酸枣仁 10 克，桂圆肉 10 克，大枣 10 克，蜂蜜 6 克，粳米 100 克。

【制法】 将前 3 味分别洗净，与淘洗干净的粳米一同放入砂锅中，加入水煮粥，先用大火煮沸，再改小火熬煮，待米煮化时再加入蜂蜜调匀即成。

【用法】 早晚餐食用。

【功效】 健脾养心益肝。适用于肝脾两虚之月经先期。

◎ 芹菜牛肉末粥

【材料】 连根芹菜 120 克 (洗净切碎)，熟牛肉末 10 克，粳米 100 克。

【制法】 将芹菜与粳米分别洗净，与淘洗干净的粳米一同煮粥，待熟时加入牛肉末，稍煮即成。

【用法】 月经前，早晚分两次温热服用。

【功效】 清热凉血补虚。适用于血热型月经先期。

◎ 莲心薏苡仁枸杞粥

【材料】 莲子心 15 克，薏苡仁 15 克，枸杞子 9 克，粳米适量。

【制法】 将前 3 味分别洗净，与淘洗干净的粳米一同放入锅中，加入适量水煮粥，先用大火煮沸，再改小火熬煮。

【用法】 早晚餐食用。

【功效】 健脾养心益肝。适用于肝脾两虚之月经先期。

药汤

◎ 参芪补脾汤

【材料】 黄芪 30 克，桂圆肉 10 克，吉林参 6 克，鸡肉 150 克，陈皮 5 克，大枣 5 枚。

【制法】 将鸡肉洗净，斩成小块；其余用料洗净。将全部用料放入锅内，加入适量清水，用小火煨煮 1.5 小时，加入精盐调味即成。

【用法】 饮汤吃肉，1 天之内服完。

【功效】 补气健脾，摄血调经。适用于脾虚之月经先期。

◎ 紫地宁血汤

【材料】 干地黄 20 克，紫草 15 克，地骨皮 15 克，活鳖 1 只（重约 200 克），陈皮 5 克，大枣 5 枚。

【制法】 将活鳖宰杀，去其内脏，洗净，其余用料洗净。将全部用料放入锅内，加入适量清水，用小火煮 1.5 ～ 2 小时，加入精盐调味即成。

【用法】 饮汤吃肉，1 天之内服完。

【功效】 清热凉血调经。适用于月经先期属于阳盛血热，迫血妄行者。

◎ 黑豆党参汤

【材料】 黑豆 30 克，党参 9 克，红糖 30 克。

【制法】 将黑豆、党参一同放入锅中，加入适量清水，炖汤至黑豆熟透，加入红糖溶化即成。

【用法】 吃豆饮汤，每日 1 剂，连服 6 ～ 7 天。

【功效】 补气养血。适用于气虚型月经先期。

药酒

◎ **丝瓜籽小蓟黄酒**

【材料】 丝瓜籽 50 克，小蓟 30 克，红糖 50 克，黄酒适量。

【制法】 先将丝瓜籽、小蓟加入清水煮 20 分钟，然后加入红糖、黄酒。

【用法】 月经前，每日 1 次，连服数天。

【功效】 清热凉血。适用于血热型月经先期。

保健菜肴

◎ **益母草煮鸡蛋**

【材料】 益母草 30 克，鸡蛋 2 枚。

【制法】 将以上两味加入适量水同煮。鸡蛋熟后去壳再煮片刻即成。

【用法】 月经前每日 1 次，连服数日，吃蛋饮汤。

【功效】 理气活血调经。适用于气虚型月经先期，有胸腹胀痛者。

◎ **归芪乌骨鸡**

【材料】 乌骨鸡 1 只（去毛及内脏洗净），黄芪 9 克，当归 9 克，茯苓 9 克。

【制法】 将乌骨鸡宰杀，去毛及内脏洗净，将药物放入鸡腹内缝合，入砂锅内大火煮烂熟，去药渣后调味即成。

【用法】 于月经前，食鸡肉喝汤，每天 1 剂，分 2 次服完，连服 3 ~ 5 剂。

【功效】 健脾养心益肝。适用于气虚型月经先期。

◎ **人参乌骨鸡**

【材料】 人参 10 克，乌骨鸡 1 只（去毛及内脏洗净），栗子 8 枚，大枣 8 枚，精盐、葱、姜各适量。

【制法】 将鸡洗净备用，人参洗净切片，与乌骨鸡、大枣、栗子、盐、葱、姜等共同放入砂锅内，加入适量清水，煮至乌骨鸡熟烂为止。

【用法】 佐餐食用。

【功效】 益气健脾。适用于气虚型月经先期、食欲不佳等。

熏 洗 法

◎ **方1**

【组方】 益母草60克，生地黄12克，五味子12克，茜草10克。

【用法】 将以上药物清水浸泡30分钟，加水1500毫升煎汤2次，煮沸20分钟后去渣取汁，前后二煎混合，待温后浴足。每日2次，每次40分钟，日换药1剂，10日为1疗程。

【功效】 理气活血调经。适用于气虚型月经先期。

◎ **方2**

【组方】 益母草30克，夏枯草30克，紫花地丁30克。

【用法】 将以上药物清水浸泡30分钟，加水2000毫升煎汤2次，煮沸20分钟后去渣取汁，前后二煎药汤混合浴足，每日2次，每次40分钟，待温后浴足，日换药1剂，10日为1疗程。

【功效】 活血化瘀，清热利湿。适用于血热型月经先期。

按 摩 法

◎ **方法1**

【取穴】 主穴关元、血海、三阴交等穴；辨证取配穴：气虚型月经先期配气海、足三里等穴，血热型月经先期配太溪、然谷等穴，血瘀型月经先期配膈俞、脾俞、次髎等穴，肾虚型月经先期配肾俞、命门、腰阳关等穴。

【方法】 先按关元穴5分钟，然后用拇指揉按血海、三阴交等穴各3分钟；后辨证按摩，气虚者加揉气海、足三里等穴各5分钟，血热者加按太溪、然谷等穴各3分钟，血瘀者加揉按膈俞、脾俞、次髎等穴各10分钟，肾虚者加按肾俞、命门、腰阳关等穴各5分钟。从经前开始，每日1次，直至月经正常为止。

【功效】 益气健脾，清热凉血，调理冲任。适用于气虚、血热型月经先期。

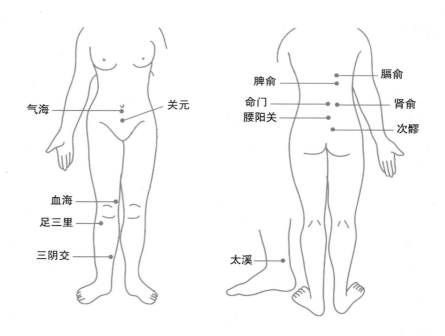

◎ **方法2**

【取穴】 肾俞、命门、八髎、肺俞、膈俞、肝俞、中脘、气海、足三里、三阴交等穴。

【方法】 首先以拇指按压肺俞、肝俞、膈俞、肾俞、命门等穴各3分钟；再用手掌揉推八髎10分钟，用掌根按压中脘、气海等穴各5分钟；最后用手指按揉足三里、三阴交等穴各3分钟。从经前开始，每日

1次，用至月经正常为止。

【功效】 益气健脾，调经。适用于各型月经先期。

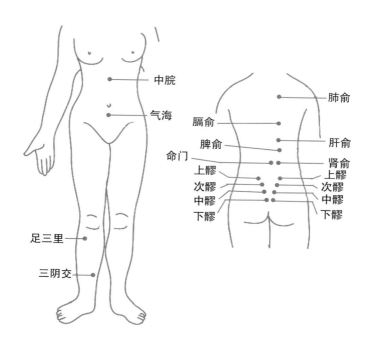

敷 贴 法

◎ 方1

【组方】 当归30克，川芎15克，白芍9克，肉苁蓉9克，炒五灵脂9克，炒元胡9克，白芷9克，苍术9克，白术9克，乌药9克，小茴香9克，陈皮9克，柴胡6克，黄芩6克，丹皮6克，地骨皮6克，炒黄连3克，炒吴茱萸3克。

【制法及用法】将以上各味混匀研为细末，以陈醋或米饭调和药末，放入锅中炒至极热，装入厚白布熨袋备用。患者仰卧床上暴露脐部，药熨袋趁热于患者脐上下熨之，熨后将药熨袋放于脐窝上，外用宽绷带布条固定。待袋内药冷却后，再炒热敷熨。每天敷熨 1 次，直至月经正常为止。

【功效】 清热凉血。适用于血热型月经先期量多、色鲜红，舌红，脉滑有力等。

◎ **方 2**

【组方】 当归 30 克，川芎 15 克，白芍 9 克，五灵脂 9 克，元胡 9 克，肉苁蓉 9 克，苍术 9 克，白术 9 克，乌药 9 克，小茴香 9 克，陈皮 9 克，半夏 9 克，白芷 9 克，柴胡 6 克，黄芩 6 克，地骨皮 6 克，黄连同吴茱萸炒各 3 克。

【制法及用法】将以上各味烘干，研为细末，贮瓶备用。每于月经临行前 1 周开始用药。用时取药粉 2 克，以黄酒或米醋调成稠膏，纱布包裹，敷脐部，每次 30 分钟，每日换 2 次。

【功效】 清热凉血。适用于血热型月经先期。

◎ **方 3**

【组方】 乳香 15 克，没药 15 克，白芍 15 克，牛膝 15 克，丹参 15 克，山楂 15 克，广木香 15 克，红花 15 克，冰片 1 克。

【制法及用法】将以上前 8 味研为极细末和匀，再加入冰片末和匀，装瓶备用。使用时，取药末 20 克，以生姜汁或黄酒适量，调成膏糊状，分别敷贴于脐部、子宫穴上，外用塑料薄膜、纱布、胶布封固。从经前数天开始，每 2 日换贴 1 次，直至月经消失为止，可连用 2 ～ 3 个月经周期。

【功效】 活血化瘀，养血调经。适用于血瘀血虚型月经先期。

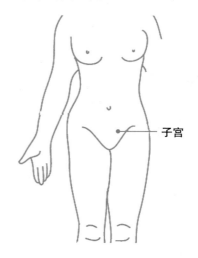

子宫

◎ **方4**

【组方】 党参 12 克，黄芪 12 克，白术 12 克，干姜 6 克，甘草 6 克。

【制法及用法】将以上各味和匀研为细末敷脐中，外用纱布覆盖，胶布固定。3 天换药 1 次，直至月经正常为止。

【功效】 益气健脾。适用于气虚型月经先期。

刮痧法

【取穴】 气海、关元、子宫、血海、三阴交、肝俞、脾俞、次髎、曲池、水泉、太溪、肾俞、地机、太冲、足三里、隐白等穴。

【方法】 患者仰卧，刮拭气海、关元、子宫、血海、三阴交等穴。俯卧位，刮拭肝俞、次髎等穴。视病情的虚实，分别施以不同的补泻刮法。实热者加刮曲池、水泉等穴。虚热者加刮太溪、肾俞等穴。肝郁者加刮地机、太冲等穴。气虚者加刮足三里、隐白、脾俞等穴。

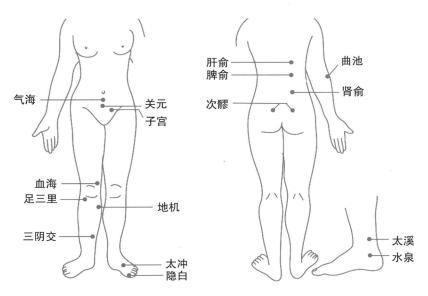

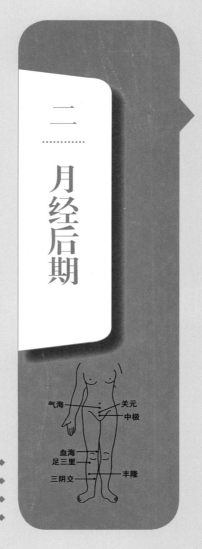

二

月经后期

- 病因
- 症状
- 预防
- 调养

气海
关元
中极

血海
足三里
三阴交
丰隆

月经周期延后 7 天以上，甚至 3 ~ 5 个月以上者，称为"月经后期"，又称为"经行后期""经迟"。如果延后 3 ~ 5 天，且无其他不适者，不作月经后期病论。如果偶见一次延期，下次仍然如期来潮者；或者青春期初潮后数月内或者于更年期月经时有延后，无伴其他证候者，一般不属于月经后期病。

病 因

（1）血寒 经行产后，外感寒邪或者过食寒凉，寒搏于血，血为寒凝，运行涩滞，冲任欠通，血海无法如期满溢，导致经期延后。

（2）虚寒 素体阳虚，或者久病伤阳，阳虚阴盛，脏腑失于温养，影响血的生化运行，使血海不能按时满溢，而导致经行后期。

（3）血虚 久病体虚，营血不足；或产乳过多，或者慢性失血，数伤于血；或饮食劳倦，思虑伤脾，生化之源不足，导致冲任血虚，经水因而后期。

（4）气滞 素多忧思抑郁，气不宣达，血为气滞，运行不畅，阻滞冲任，血海不能如期满溢，因而经期延后。

症 状

（1）血寒 经量少色暗伴有血块，小腹冷痛，热敷痛减，肢冷畏寒。苔白，脉沉紧。

（2）虚寒 经量少色淡，质清稀，小腹隐痛，喜用热敷，腰酸乏力，小便色清，大便稀薄。舌淡，苔白，脉沉细弱。

（3）**血虚** 伴有经量少，色淡红，下腹隐痛，头晕眼花，心悸少寐，面色萎黄。舌质淡，脉细弱。

（4）**气滞** 经量少色暗，或者伴有血块，下腹胀痛，胸胁及乳房胀痛。苔薄，脉弦。夹瘀者，经行下腹胀痛较甚，舌质紫暗或者有瘀斑。

预 防

（1）根据气候环境变化，适当增减衣被，不要过冷过凉，以免招致外邪，损伤血气，引起月经疾病。

（2）注意饮食，应定时定量，不宜暴饮暴食或者过食肥甘油腻、生冷寒凉、辛辣香燥之品，以免损伤脾胃而至生化不足，或聚湿生痰或凉血引起月经不调。

（3）保持心情舒畅，避免忧思郁怒，损伤肝脾，或者七情过极，五志化火，扰及冲任而为月经疾病。

（4）积极从事体力劳动与脑力劳动，但不宜过度劳累和剧烈运动，过则易伤脾气，可导致统摄失职或生化不足而引起月经疾病。

（5）重视节制生育和节欲防病，避免生育或者人流过多过频及经期交合，否则损伤冲任、精血、肾气，导致月经疾病。

（6）经期要注意多食清淡而富有营养的食品，如果出现月经异常要及时调养。

调 养

中药方剂

◎ **乌药汤加减**

【材料】 乌药 10 克，制香附 9 克，木香 9 克，赤芍 9 克，当归 9 克，柴胡 9 克，八月札 9 克，炙甘草 3 克。伴血瘀者：加莪术 12 克，生蒲黄 10 克（包煎）。下腹胀痛者：加延胡索 12 克。气郁化火者：去木香，加川楝子 9 克，丹皮 9 克，山栀 9 克。

【制法】 将以上药物加清水早晚各煎 1 次，取汁。

【用法】 每日 1 剂。早晚各 1 次，温热口服。

【功效】 理气调经。适用于气滞所致的月经后期。

◎ 胶艾四物汤加减

【材料】 阿胶 9 克（烊化冲服），艾叶 3 克，川芎 6 克，鸡血藤 12 克，当归 12 克，熟地黄 12 克，白芍 10 克，淫羊藿 10 克，山茱萸 9 克。大便溏薄者：去当归，加丹参 12 克。近月经期者：加莪术 12 克，红花 9 克，香附 12 克。伴气虚者：加黄芪 15 克，白术 10 克。腰酸者：加菟丝子 10 克。

【制法】 将以上药物加清水早晚各煎 1 次，取汁。

【用法】 每日 1 剂。早晚各 1 次，温热口服。

【功效】 补血调经。适用于血虚所致的月经后期。

◎ 艾附暖宫丸加减

【材料】 川断 10 克，白芍 10 克，黄芪 10 克，熟地黄 10 克，制香附 9 克，川芎 6 克，艾叶 6 克，肉桂 3 克。头晕者：加淫羊藿 9 克，菟丝子 10 克。近经期者：加红花 3 克。

【制法】 将以上药物加清水早晚各煎 1 次，取汁。

【用法】 每日 1 剂。早晚各 1 次，温热口服。

【功效】 温阳祛寒调经。适用于虚寒所致的月经后期。

◎ 温经汤加减

【材料】 莪术 15 克，白芍 10 克，乌药 10 克，当归 9 克，川牛膝 9 克，川芎 6 克，桂心 3 克，甘草 3 克。腹痛有血块者：加蒲黄 9 克（包煎），五灵脂 12 克。经量多者：去莪术、牛膝。

【制法】 将以上药物加清水早晚各煎 1 次，取汁。

【用法】 每日 1 剂。早晚各 1 次，温热口服。

【功效】温经散寒调经。适用于血寒所致的月经后期。

◎ 温经摄血汤加减

【材料】熟地黄（酒蒸）30克，白芍（酒炒）30克，五味子18克，川芎（酒洗）15克，炒白术15克，柴胡1.5克，肉桂（去粗）1.5克，续断3克。元气不足者，可以加人参3～6克。

【制法】将以上药物加清水早晚各煎1次，取汁。

【用法】每日1剂，连服3剂。

【功效】温中补虚。适用于虚寒型月经后期。

药茶

◎ 香附川芎茶

【材料】香附子9克，川芎9克，红糖60克。

【制法】将以上3味加3碗水，煎成1碗，去渣代茶饮。

【用法】月经前每日1剂，连服5剂。

【功效】开郁行气。适用于气滞型月经后期。

◎ 益母大枣茶

【材料】益母草20克，大枣20克，红糖20克。

【制法】加清水约650毫升，浸泡30分钟。首先用大火煮沸，再换小火煎30分钟，然后用双层纱布滤过，约得药液200毫升，为头煎。药渣加清水500毫升，煎法同前，得药液200毫升为二煎。将两次药液合并，加入红糖溶化即成。

【用法】每日1剂，每次约200毫升，分早晚温热饮服。

【功效】温经养血，去瘀止痛。适用于血虚寒凝所致的月经不调，周期延长，量少不畅。

◎ 当归艾叶姜茶

【材料】当归30克，生艾叶15克，煨老生姜15克，红糖60克（分两次兑服）。

【制法】 水煎。临服前加红糖 30 克，搅拌后趁热饮服。

【用法】 一般于行经第 1 天开始服药，分 2 次服用，每日 1 剂，连服 4 天。连服数月，有望痊愈。

【功效】 活血通经，温阳散寒。适用于气滞血瘀、寒湿凝滞所致的月经后期等。

药粥

◎ 艾叶生姜粥

【材料】 艾叶 9 克（鲜品 20 克），生姜 15 克，粳米 50 克，红糖适量。

【制法】 将艾叶与生姜洗净，放入锅中，加清水煎取浓汁，与淘洗干净的粳米、红糖一同加入适量清水，用大火烧开，再转用小火熬煮成稀粥即成。

【用法】 每日服 1 剂，分数次食用。

【功效】 温经行滞。适用于血寒型月经后期。

◎ 薏苡仁芡实粥

【材料】 薏苡仁 30 克，芡实 30 克，粳米 100 克。

【制法】 将以上 3 味淘洗干净，一同入锅，加入适量清水，用大火烧开后转用小火，熬煮成稀粥即成。

【用法】 每日服 1 剂，分数次食用，连服数天。

【功效】 祛湿化痰。适用于痰湿阻滞所致的月经后期。

◎ 木香粥

【材料】 木香 10 克，粳米 100 克。

【制法】 先将木香洗净，放入砂锅，加入适量清水，煎取浓汁，备用。再将粳米淘洗干净，放入砂锅，加入适量清水，用小火煨煮成稠粥，粥将成时加入木香浓缩汁，调匀即成。

【用法】 早晚餐食用。行经前连服 7 ～ 10 天。

【功效】 开郁行气。适用于气滞型的月经后期。

◎ 青皮山楂粥

【材料】 青皮 10 克，生山楂 30 克，粳米 100 克。

【制法】 先将青皮与生山楂分别洗净，切碎后一同放入砂锅，加入适量清水，浓煎 40 分钟，用洁净纱布过滤，去渣取汁，备用。再将粳米淘洗干净，放入砂锅，加入适量清水，用小火煨煮成稠粥，粥将成时兑入青皮、山楂浓煎汁，拌匀，继续煨煮至沸即成。

【用法】 早晚分食。

【功效】 活血化瘀。适用于气滞血瘀所引起的月经后期。

◎ 黄芪归参酸枣粥

【材料】 黄芪 15 克，当归 10 克，丹参 10 克，酸枣仁 5 克，大枣 5 枚，麦片 60 克，粳米 60 克，红糖适量。

【制法】 前 4 味水煎取汁，加入大枣、粳米煮至粥将成时，再加入麦片、红糖和匀煮成粥即可。

【用法】 每日 1 剂，分 2 次食用。

【功效】 健脾养心、益气补血。适用于血虚型月经后期。

◎ 木香陈皮砂仁粥

【材料】 木香 10 克，陈皮 10 克，砂仁 10 克，大米 60 克，红糖适量。

【制法】 前 3 味水煎取汁，加入大米煮成粥，再加入红糖调味即可。

【用法】 每日 1 剂，分 2 次食用。

【功效】 理气活血通络。适用于气滞型月经后期。

◎ 鸡血藤青皮粥

【材料】 鸡血藤 30 克，青皮 10 克，大米 60 克，红糖适量。

【制法】 前 2 味水煎取汁，加入大米煮成粥，再加入红糖调味即可。

【用法】 每日 1 剂，分 2 次食用。

【功效】 养血理气活血。适用于气滞血瘀型月经后期。

药汤

◎ **桂艾暖宫汤**

【材料】 艾叶(鲜品)15 克，肉桂 5 克，当归 12 克，大茴香 10 克，狗肉 150 克，大枣 6 枚，生姜 10 克。

【制法】 将狗肉洗净，切成小块；其余用料洗净；生姜拍烂。锅内放油烧热，用生姜和少许黄酒爆香狗肉，再加入适量清水，放入其余用料，大火烧开后，改用小火再煮 1.5 ～ 2 小时，加入精盐调味即成。

【用法】 饮汤吃肉。

【功效】 扶阳祛寒，暖宫调经。适用于月经后期属于阳虚有寒者。

◎ **理气调经汤**

【材料】 乌药 12 克，香附 10 克，当归 10 克，川芎 6 克，大枣 6 枚，猪肉 150 克，生姜 10 克。

【制法】 将猪肉洗净，切块；其余用料洗净；生姜拍烂。将全部用料放入锅内，加入适量清水，加入少许黄酒，用小火煮 2 小时，加入精盐调味即成。

【用法】 饮汤吃肉。

【功效】 理气调经。适用于月经后期属于气机郁滞者。

◎ **杞地补血汤**

【材料】 熟地黄 20 克，枸杞子 15 克，桂圆肉 10 克，鹿肉 150 克，生姜 10 克，陈皮 5 克，黑枣 10 枚。

【制法】 将鹿肉洗净，切成小块；生姜洗净，拍烂；其余用料洗净。全部用料放入锅内，加入适量清水，加入少许黄酒，用小火煮 2 小时，加入精盐调味即成。

【用法】 饮汤吃肉。

【功效】 补血调经。适用于血虚月经后期。

◎ 吴茱萸当归羊肉汤

【材料】 当归10克，川芎6克，吴茱萸5克，羊肉150克，大枣10枚，生姜15克。

【制法】 先将羊肉洗净，切块；生姜洗净，拍烂；其余用料洗净。用开水焯（即在热水中略烫一烫）去羊肉膻味，然后将羊肉和其余用料放入锅内，加入适量清水，大火煮沸后，改用小火再煮1.5～2小时，加入精盐调味即成。

【用法】 饮汤吃肉。

【功效】 温经散寒，活血调经。适用于虚寒型月经后期。

◎ 当归黑豆牛肉汤

【材料】 当归20克，黑豆30克，牛肉100克。

【制法】 黑豆炒熟，牛肉切片。将当归及黑豆、牛肉片共放入砂锅，加入适量清水煮熟，再加入调料即成。

【用法】 食肉喝汤。

【功效】 温补脾肾，养血调经。适用于血寒型月经后期。

药酒

◎ 当归党参酒

【材料】 当归30克，党参20克，甜酒500毫升。

【制法】 将以上药物浸入甜酒中1周以上。

【用法】 月经后，每日2次，每次服30～60毫升，连服六七天。

【功效】 补血扶气。适用于血虚型月经后期。

◎ 丹参肉桂山茱萸酒

【材料】 丹参30克，肉桂6克，山茱萸6克，料酒500毫升，红糖适量。

【制法】 前4味入瓶，加盖密封浸泡1周之后启用。

【用法】 每日2次，每次加红糖饮药酒30～50毫升。

【功效】 补血止血、温肾散寒。适用于血虚宫寒型月经后期。

◎ 红花陈皮酒

【材料】 红花50克，陈皮50克，低度白酒500毫升，红糖适量。

【制法】 前3味入杯，加盖密闭浸泡7日之后启用。

【用法】 每日2次，每次加红糖饮药酒10～20毫升。

【功效】 理气活血。适用于气滞血瘀型月经后期。

保健菜肴

◎ 白芷鱼头

【材料】 鱼头1个（一般用大鱼头），川芎9克，白芷9克，生姜适量。

【制法】 将药物用布包好，药包与鱼头放入砂锅内，加入适量清水炖至烂熟，去药渣即成。

【用法】 食肉喝汤，月经前隔日1次，连服3～5次。

【功效】 补血行气。适用于气滞血瘀型月经后期。

◎ 水煮猪肉

【材料】 元胡9克，当归9克，艾叶9克，瘦猪肉60克，精盐适量。

【制法】 将前3味加水3碗煎成1碗，再加入瘦猪肉煮熟，用精盐调味即成。

【用法】 月经前每日1剂，连服5～6剂。

【功效】 补血理气。适用于气滞血瘀型月经后期。

◎ 益母草陈皮煮鸡蛋

【材料】 益母草 50 ～ 100 克，鸡蛋 2 枚，陈皮 9 克。

【制法】 将 3 味同煮，待蛋熟时去壳再煮片刻，去渣即成。

【用法】 吃蛋喝汤，于月经前每日 1 剂，连服 5 ～ 6 天。

【功效】 补气活血、理气行滞。适用于气滞血瘀型月经后期。

◎ 豆豉生姜煮羊肉

【材料】 羊肉 100 克，豆豉 500 克，生姜 15 克，精盐适量。

【制法】 前 3 味加入清水煮至烂熟，加盐调味即成。

【用法】 于月经前 10 天开始，每日服 1 剂，连用 3 ～ 5 剂。

【功效】 温经散寒。适用于血寒型月经后期。

熏 洗 法

◎ 方 1

【组方】 艾叶 50 克，干姜 40 克，桂枝 30 克，细辛 10 克。

【用法】 将以上药物加水 2000 毫升煎汤，煮沸 20 分钟后，去渣取汁，待温后方可浴足。每日睡前 1 次，每次 40 分钟，日换药 1 剂，10 日为 1 疗程。

【功效】 活血通经，温阳祛寒。适用于虚寒型月经后期。

◎ 方 2

【组方】 艾叶 20 克，肉桂 12 克，桂枝 10 克，乌药 10 克。

【用法】 将以上药物清水浸泡 30 分钟后，煎汤 2 次，每次煮沸 20 分钟后，去渣取汁，前后二汤混合，待温后方可浴足。每日 2 次，每次 40 分钟，日换药 1 剂，10 日为 1 疗程。

【功效】 温阳散寒，暖宫调经。适用于虚寒型月经后期。

◎ **方 3**

【组方】 枸杞子 20 克，牛膝 15 克，桑寄生 15 克，菟丝子 10 克，杜仲 12 克。

【用法】 将以上药物加水 2000 毫升，煮沸后再用文火煎煮 20 分钟左右，取上清液倒入盆内，趁热熏小腹部，待不会烫伤皮肤时撩药液浇洗小腹部，每次熏洗 30 分钟左右。每日熏洗 1 ～ 2 次。平时也可以坚持用此法调养。

【功效】 补肾活血。适用于肾虚型月经后期。

◎ **方 4**

【组方】 当归 15 克，旱莲草 30 克，枸杞子 20 克，川芎 9 克，甘草 6 克。

【用法】 将以上药物加清水 1500 毫升，煎沸 20 分钟后，取上清液倒入盆内，趁热熏蒸下腹部，待药液不烫后反复擦洗下腹部，每次熏洗 30 分钟左右。每日 1 剂，每天 1 次。

【功效】 补血调经。适用于血虚型月经后期。

按摩法

【取穴】 主穴：关元、中极、三阴交等穴；辨证配穴：血寒者配气海、命门等穴，肾虚者配肾俞、腰阳关等穴，血虚者配足三里、脾俞、胃俞等穴，血瘀者配血海、膈俞等穴，气滞者配肝俞穴，痰阻者配足三里、丰隆等穴。

【方法】 先按摩主穴，中极和关元等穴各按摩 5 分钟，用拇指按揉三阴交 5 分钟；血寒者，按揉气海、命门等穴各 3 分钟，以热为度；肾虚者，按揉肾俞、腰阳关等穴各 5 分钟；血虚者，按揉足三里穴各 5 分钟，推脾俞和胃俞等穴各 3 分钟；血瘀者，揉按血海、膈俞等穴各 5 分钟；气滞者，推肝俞穴 5 分钟；痰阻者，按揉足三里、丰隆等穴，每穴各 5 分钟。从经前开始，每日 1 次，可以连用 5 ～ 7 次。

【功效】 温经养血，疏肝理气。适用于各型月经先期。

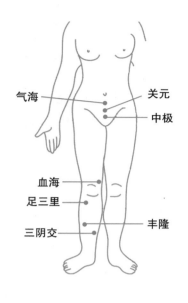
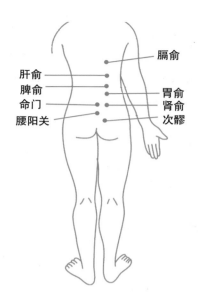

敷贴法

◎ 方1

【组方】 乳香 15 克，没药 15 克，血竭 15 克，沉香 15 克，丁香 15 克，青盐 18 克，五灵脂 18 克，二头尖 18 克，麝香 1 克。

【制法及用法】除麝香外，以上各药研为细末和匀备用。取麝香 0.2 克，置于脐眼，再取药末 15 克，放于麝香上，盖以预先穿有一小孔的槐皮，穴位周围再以适量面粉围住，艾绒捏成艾炷，放于槐皮小孔上，点燃灸之。每日 1 次，月经前可连用 4 ～ 5 次，直至月经来潮。

【功效】 活血化瘀止痛。适用于血瘀型月经后期。

◎ 方2

【组方】 续断 20 克，牛膝 20 克，杜仲 20 克，香附 20 克，陈皮 20 克，丹皮 20 克，白术 20 克，当归 24 克，川芎 30 克，熟地黄 12 克，甘草 12 克。

【制法及用法】将以上药物放入砂锅中炒热，装入厚布袋中备用。

用时将药袋放于锅内蒸热后敷于脐上，待布袋内的药物冷却以后，再蒸热敷熨。每天敷熨 30 分钟，直至月经正常为止。如果月经量多则经期停敷，经后继续敷熨。

【功效】 温补脾肾，养血调经。适用于血寒型月经后期。

◎ **方 3**

【组方】 熟地黄 12 克，当归 12 克，白芍 12 克，甘草 12 克，川芎 15 克，茯苓 18 克。

【制法及用法】将以上药物研为细末，以陈醋或者米酒调匀。每次取药糊 10 ～ 15 克敷脐，外用纱布覆盖，然后用胶布固定。每天换药 1 次，直至月经正常为止。

【功效】 养血调经。适用于血虚型月经后期。

刮 痧 法

【取穴】 气海、关元、气穴、子宫、血海、肝俞、归来、公孙、四满、命门、神门、足三里、心俞、脾俞、期门、中极等穴。

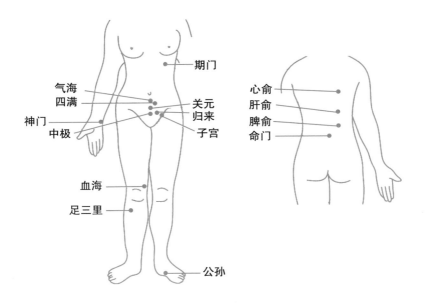

气海
四满
神门
中极
期门
关元
归来
子宫
血海
足三里
公孙

心俞
肝俞
脾俞
命门

【方法】　患者仰卧位，取气海、关元、气穴、子宫、血海穴，然后俯卧位，取肝俞穴，视病情虚实，分别施以不同补泻刮法。实寒者加刮归来、公孙穴。虚寒者加刮四满、命门穴。血虚者加刮神门、足三里、心俞、脾俞穴。气滞者加刮期门、中极穴。

【功效】　温经养血，开郁行气。适用于各型月经后期。

拔 罐 法

◎ **方法 1**

【取穴】　关元、肾俞、腰阳关、命门等穴。

【方法】　患者仰卧，用适合口径的玻璃罐在关元穴闪火后留罐 5 分钟；再令患者俯卧，同法在腰骶部闪罐，以罐热而不会灼伤皮肤为度；最后将热罐留在肾俞、腰阳关、命门穴处，留罐 5 分钟。隔天 1 次。

【功效】　补肾活血。适用于虚寒型月经后期。

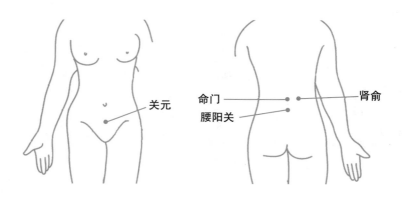

◎ **方法 2**

【取穴】　肝俞、肾俞、关元、三阴交等穴。

【方法】 患者仰卧，用适合口径的玻璃罐在关元穴闪火后留罐 5 分钟；小口径抽气罐在三阴交穴处留 2 ~ 3 分钟；再令患者俯卧，同法在腰骶部闪罐，以罐热而不会灼伤皮肤为度；最后将热罐留于肾俞、肝俞穴处，左右交叉，以排开罐为宜，留罐 5 分钟。隔天 1 次。

【功效】 补血调经。适用于血虚型月经后期。

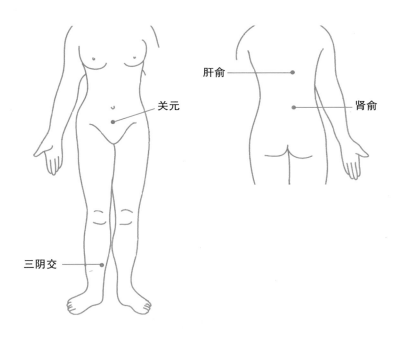

肝俞
肾俞
关元
三阴交

◎ 方法 3

【取穴】 关元、血海、三阴交、命门、膈俞等穴。

【方法】 患者仰卧，用适合口径的玻璃罐在关元、血海等穴处拔火罐留罐 5 分钟；小口径抽气罐在三阴交穴处留罐 2 分钟；再令患者俯卧，用玻璃罐在腰骶部闪罐，以罐热而不会灼伤皮肤为度；最后将热罐留于命门、膈俞穴处，留罐 5 分钟。隔天 1 次。

【功效】 温经散寒。适用于血寒型月经后期。

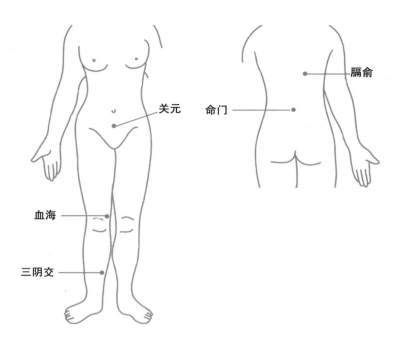

关元

膈俞

命门

血海

三阴交

◎ 方法 4

【取穴】 一组：关元、水道穴。二组：中极、归来穴。三组：神阙、天枢穴。四组：三阴交、气海穴。

【方法】 采用单纯拔罐法。每次任选用 1 组穴，留罐 15 ～ 20 分钟；或随证用针刺后拔罐法、刺络拔罐法或罐后加温灸法。每日1 次，于经前进行调养，连续 4 ～5 日。

【功效】 化痰祛湿。适用于痰湿所致月经后期。

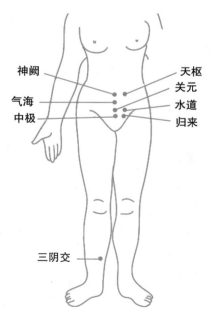

神阙

气海

中极

天枢

关元

水道

归来

三阴交

◎ **方法5**

【取穴】 太冲、蠡沟、血海、地机、子宫等穴。

【方法】 患者仰卧，用适合口径的玻璃罐在子宫、血海穴拔火罐留罐5分钟；先用三棱针点刺双侧太冲、地机、蠡沟穴，再用小口径抽气罐在此三穴处留罐2分钟；去罐后拭净血迹，24小时避免与水接触。

【功效】 理气调经。适用于气滞型月经后期。

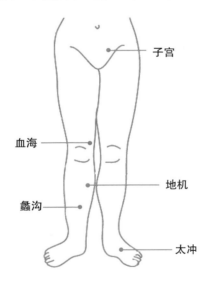

三

月经先后无定期

气海　关元

中极

血海
足三里

三阴交　丰隆

◆ 病因
◆ 症状
◆ 预防
◆ 调养

月经周期时或提前，时或延后 7 日以上者，称为月经先后无定期。本病以月经周期紊乱为特征，可以连续几个月提前又出现一次推后，也可以连续几个月推后又一次提前，无一定规律，《景岳全书·妇人规》称之为"经乱"。本病相当于西医的功能失调性子宫出血病。

病　因

（1）肝郁　肝主疏泄，情志抑郁或愤怒伤肝，致使肝气逆乱，疏泄失司，冲任失调，血海蓄溢失常。疏泄过度，则月经先期而至，疏泄不及则月经后期而来，遂成愆期。

（2）肾虚　肾主闭藏。如素体肾气不足，或者房事不节，或者孕育过多，损伤冲任，以致肾气不守，闭藏失职，冲任功能紊乱，血海蓄溢失常，以致月经周期错乱。

症　状

（1）肝郁　月经周期或先或后，经量有时多，有时少，色紫红，下行不畅，常常伴有胸胁、乳房、少腹胀痛，时时嗳气叹息，脘闷食少。苔薄，脉弦。

（2）肾虚　月经周期或先或后，经行量少，经色淡黯，质稀薄，常伴腰骶酸痛，头晕耳鸣。舌淡，脉沉细弱。

预 防

（1）患者应保持心情舒畅，尽量避免不良情志的刺激，以防加重病情。

（2）注意节制房事与病后调养。注意节欲，做好计划生育。

（3）注意经期卫生保健，如避免淋雨，注意保暖等。

（4）患者应注意劳逸结合，生活要有规律，不要起早落晚。

调 养

中药方剂

◎ 逍遥散

【材料】 白芍10克，炒白术10克，云茯苓10克，川楝子10克，柴胡9克，当归9克，淫羊藿9克，炙甘草3克，薄荷3克（后下），煨姜5克。

【加减】 肝郁化热而经量多舌红干者去煨姜、淫羊藿，加枸杞子9克，黄芩9克，生山栀9克。

【制法】 将以上药物加清水早晚各煎1次，取汁。

【用法】 每日1剂。早晚各1次，温热口服。

【功效】 疏肝调经。适用于肝郁型月经先后无定期，症见月经周期或先或后，经行量少，经色淡黯，质稀薄，伴腰骶酸痛，头晕耳鸣。

◎ 左归丸加减

【材料】 熟地黄10克，怀山药10克，山茱萸9克，枸杞子10克，菟丝子10克，党参12克，当归9克，炒白芍10克，怀牛膝10克。如见经前乳胀胁痛者：加柴胡9克，炒荆芥6克。少眠多梦者：加五味子6克，远志肉9克。

【制法】 将以上药物加清水早晚各煎1次，取汁。

【用法】 每日 1 剂。早晚各 1 次，温热口服。

【功效】 补肾调经。适用于肾虚型月经先后无定期，症见月经周期或先或后，经量有时多，有时少，色紫红，下行不畅。

药茶

◎ 泽兰叶茶

【材料】 绿茶 1 克，泽兰叶干品 10 克。

【制法】 将以上 2 味共入杯中，沸水冲泡，盖浸 5 分钟代茶服饮。如果用磁化杯冲泡，盖浸 30 分钟再饮，则更佳。

【用法】 每日 1 剂，可经常饮用。

【功效】 健脾疏肝，理气解郁，活血化瘀。适用于肝郁型月经先后无定期。

药粥

◎ 当归益母粥

【材料】 当归 15 克，益母草 15 克，大枣 10 枚，粳米 50 克，红糖 20 克。

【制法】 将当归、益母草洗净放入砂锅，加入 600 毫升清水，浸泡 1 小时。先用大火煮沸，再改用小火煎 30 分钟，用双层纱布过滤，约得药液 200 毫升，为头煎。药渣加水 500 毫升，煮法同前，得药液 200 毫升，为二煎。大枣、粳米拣去杂质，淘洗干净后，放入锅内，注入头煎、二煎药液及清水共 500 毫升。将锅置大火上煮沸，再换小火熬至米化汤稠的粥，加入红糖，稍煮即成。

【用法】 每日 2 剂,早晚热服,10 日为一疗程，可连服 2～3 个疗程。

【功效】 补血调血，活血止痛。适用于气血亏损所致的月经先后无定期。

药汤

◎ 补肾定经汤

【材料】 白芍 15 克，山药 15 克，熟地黄 15 克，菟丝子 10 克，当归 10 克，茯苓 10 克，焦芥穗 6 克，柴胡 3 克，猪瘦肉 250 克，精盐、葱、生姜各适量。

【制法】 将以上诸味中药装入布袋，猪瘦肉洗净切成块，与药袋一同放入砂锅内，加入葱、生姜和清水适量，先用大火煮沸，再转用小火炖至猪熟烂，加入精盐调味即成。

【用法】 佐餐食用。每日 1 次。

【功效】 补肾疏肝，调经。适用于肾虚或肝郁性月经先后无定期。

◎ 疏肝健脾汤

【材料】 白术 15 克，茯苓 15 克，香附 15 克，当归 15 克，白芍 15 克，柴胡 5 克，甘草 5 克，薄荷（后下）5 克，干姜 3 克，猪瘦肉 250 克，精盐、葱、生姜各适量。

【制法】 先将以上诸味中药装入布袋，猪瘦肉洗净切成块，与药袋一同放入砂锅内，加入葱、姜和清水适量，用大火煮沸，再转用小火炖至猪肉熟烂，加入精盐调味即成。

【用法】 佐餐食用。每日 1 剂，于月经前可连服数剂。

【功效】 疏肝养肝，健脾和胃。肝郁脾虚性月经先后无定期。

◎ 疏肝解郁汤

【材料】 香附 12 克，当归 10 克，香橼 10 克，猪瘦肉 100 克，生姜 6 克，大枣 3 枚。

【制法】 将猪瘦肉洗净，切成小块；其余药料洗净；生姜拍烂。将全部用料放入锅内，加入适量清水，小火煮 1.5 ~ 2 小时，加入食盐调味即成。

【用法】 饮汤吃肉。

【功效】 疏肝理气调经。适用于肝气郁滞之月经先后无定期。

◎ 补肾调经汤

【材料】 熟地黄 30 克，巴戟天 15 克，怀山药 15 克，鹿肉 150 克，陈皮 5 克，生姜 10 克，大枣 6 枚。

【制法】 将鹿肉洗净，切成小块；其余用料洗净：生姜拍烂。将全部用料加入锅内，加入适量清水，加入少许黄酒，用小火煮 1.5 ～ 2 小时，加入食盐调味即成。

【用法】 饮汤吃肉。

【功效】 补肾调经。适用于肾虚之月经先后无定期。

药酒

◎ 月季蒲黄酒

【材料】 月季花 50 克，蒲黄 9 克，米酒适量。

【制法】 将以上药物加入水、酒各一半煎服。

【用法】 每日 1 次，月经前，连服数天。

【功效】 舒肝解郁，和血调经。适用于肝郁型月经不定期。

保健菜肴

◎ 韭菜炒羊肝

【材料】 韭菜 100 克，羊肝 150 克，葱、姜、盐适量。

【制法】 将韭菜洗净切成段，羊肝切片，加葱、姜、盐，共放铁锅内用明火炒熟即成。

【用法】 每日 1 次，佐餐食用，月经前连服 5 ～ 7 天。

【功效】 补肝肾、调经血。适用于肝肾不足型月经先后无定期。

◎ 黄芪蒸乌骨鸡

【材料】 乌骨鸡 1 只（重约 1000 克），黄芪 50 克，味精、精盐、黄酒、生姜片、葱段各适量。

【制法】 将乌骨鸡宰杀，用90℃水烫后，去毛开膛，除去内脏，斩去鸡爪，清洗干净。将黄芪拣去杂质，洗净，切碎，纳入鸡肚内，用线扎好，放在大碗内。碗中加入适量清汤，酌加味精、精盐、黄酒、生姜片、葱段等调味品，置于笼内蒸1～2小时，以鸡肉熟烂为度。出笼，拣去葱段、生姜片即成。

【用法】 食肉喝汤，佐餐食用。

【功效】 健脾益气，补血调经。适用于气虚血亏所致的月经先后无定期。

熏 洗 法

【组方】 金橘叶60克，莱菔子50克，香附20克。

【用法】 将以上药物加水2000毫升煎汤，煮沸20分钟后去渣取汁，待温后浴足。每日睡前1次，每次40分钟，每日换药1剂，10日为1个疗程。

【功效】 疏肝理气。适用于肝郁型月经先后无定期。

药 枕 法

【组方】 柴胡300克，香附250克，乌药200克，合欢花150克，川芎100克，木香50克。

【用法】 取以上药物烘干后，研为粗末，装入枕芯枕头。

【功效】 解郁调经。适用于肝郁型月经先后无定期。

按 摩 法

【组方】 气海、关元、中极、三阴交等穴。

【用法】 先施拇指揉按法于双侧三阴交穴各5分钟，再施揉摩法于关元、气海、中极等穴，每穴各10分钟，肾虚或脾虚者，加推脊背膀胱经20～30分钟，以皮肤潮红为度；肝郁者，加按双侧肝俞、行间、太冲等穴各2分钟；血瘀者，加推按双侧膈俞穴。经前开始，每日1

次，直至月经准时为止。

【功效】 疏肝补气，调理冲任气血。适用于各型月经先后无定期。

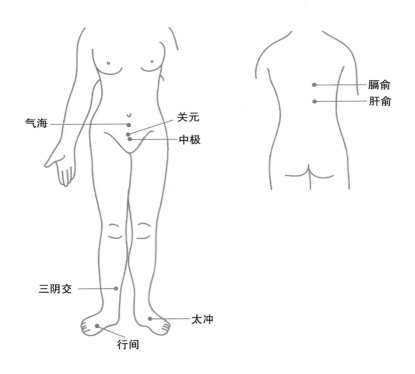

气海

关元

中极

膈俞
肝俞

三阴交

太冲

行间

敷 贴 法

◎ **方 1**

【组方】 当归 30 克，熟地黄 30 克，川芎 30 克，益母草 30 克，阿胶 15 克，桑寄生 15 克，白术 15 克，延胡索 15 克，白芍 15 克，砂仁壳 15 克，艾叶 15 克，附子 15 克，茯苓 15 克，生蒲黄 7.5 克，炙甘草 7.5 克，黄丹 180 克，香油 1000 毫升。

【制法及用法】将前 15 味入香油锅中，加热煎炸，待药物炸枯后去渣，再煎熬香油药汁至滴水成珠离火，接着徐徐加入黄丹收膏，贮存备用。取药膏 30 克，摊于纱布棉垫上，贴于患者肚脐上，外用胶布封固即可。月经前使用，每 2 日换贴 1 次，连用 10 日为 1 个疗程，可于月经前贴 1 ~ 2 个疗程。

【功效】 活血化瘀，温经止痛。适用于肾虚血瘀型月经先后无定期。

◎ 方 2

【组方】 当归 9 克，肉桂心 6 克，白芍 6 克，红花 6 克，川芎 6 克，干姜 6 克，鹿茸 3 克。

【制法及用法】将各味混匀研为细末，密封贮存备用。取药末 3 ~ 5 克，填纳入肚脐中，外贴镇江膏药，再以胶布固定即可。从经前开始，每 7 日换药 1 次，连用 3 次为 1 个疗程，休息 1 周后可行第二个疗程，直至月经准期为止。

【功效】 补肾温经。适用于肾阳虚型月经先后无定期。

◎ 方 3

【组方】 当归 15 克，川芎 15 克，白芍 9 克，肉苁蓉 9 克，炒五灵脂 9 克，炒延胡索 9 克，白芷 9 克，苍术 9 克，白术 9 克，台乌药 9 克，小茴香 9 克，香附 9 克，青皮 9 克，陈皮 9 克，半夏 9 克，柴胡 6 克，黄连 3 克，炒山茱萸 3 克。

【制法及用法】将各味研为细末混匀，贮瓶备用。每次取药末 30 ~ 50 克，用黄酒炒热，入小白布口袋中，先熨敷肚脐及四周，然后将药末填敷于肚脐中，外盖纱布、胶布封固即可。经前开始调养，每日熨敷 1 次，直至月经正常为止。

【功效】 理气活血。适用于气滞血瘀型月经先后无定期。

刮痧法

【取穴】 关元、子宫、血海、三阴交、公孙、中极、蠡沟、太冲、肝俞、次髎、气海、交信、太溪、命门、肾俞等穴。

【方法】 患者仰卧位，取关元、子宫、血海、三阴交、公孙等穴处进行刮拭。肝郁者，仰卧位，刮拭中极、蠡沟、太冲穴，俯卧位加刮肝俞、次髎穴。肾虚者，仰卧位，刮拭气海、交信、太溪穴，俯卧位加刮命门、肾俞穴。

【功效】 疏肝补肾。适用于各型月经先后无定期。

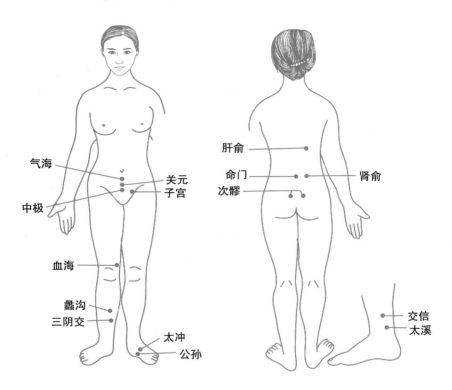

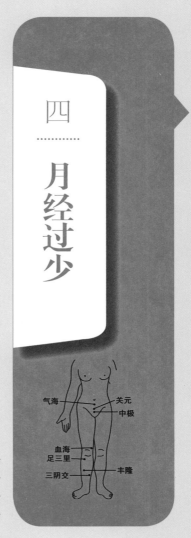

四

月经过少

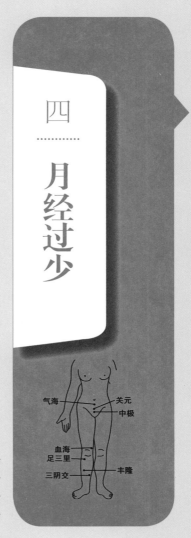

气海　　关元
　　　中极

血海
足三里　　丰隆
三阴交

◆ ——— 病因 ———
◆ ——— 症状 ———
◆ ——— 预防 ———
◆ ——— 调养 ———

月经过少系由精血衰少，血海不盈，或者痰阻瘀滞，血行不畅，致使经期虽准，但经量较正常明显减少，或者经期不足 2 天经量少的月经病，又称为"经量过少""经少"。如果偶见一次经量减少，或者绝经期妇女出现渐次减少，可不作病论。

病　因

　　（1）血虚　以素伤于血或者久病未愈或堕胎多产致营血亏虚，或者饮食劳倦，思虑伤脾，脾虚化源不足，致血海不满或满溢不多而致月经量减少。

　　（2）肾虚　多因体质纤弱，肾气不盛，身体发育障碍，胞宫发育迟缓所致。也有流产手术损伤冲任，耗伤肾精，精血不足以致经量渐少。

　　（3）血寒　因经行产后摄生不慎，寒邪内侵，气血运动受阻，导致经行不畅，所下涩少，致成经少者。

　　（4）血瘀　多因情志忧恙，肝气抑郁，气机不利，血为气滞，冲任受阻所致。也有经期或产后余血未净，外受寒凉，或内伤生冷，血为寒凝；或误服寒凉收涩之剂，余血内留，壅阻胞脉，冲任受阻所致。

　　（5）痰湿　因宿有痰湿，气机阻滞，气血运行不畅，经血下行受阻，致经血量少。

症　状

　　（1）血虚　月经量少或者点滴即净，色淡，头晕眼花，心悸无力，面色萎黄，下腹空坠。舌质淡，脉细。

（2）**肾虚** 经少色淡，腰酸膝软，足跟痛，伴有头晕耳鸣，尿频。舌淡，脉沉细无力。

（3）**血寒** 经量过少、色暗有块、排出不畅，或小腹冷痛而得热则减，舌质正常或淡苔白，脉紧或沉弱。

（4）**血瘀** 经少色紫，伴有小血块，小腹胀痛拒按，血块排出后痛减。舌紫暗，脉涩。

（5）**痰湿** 月经量少，色淡红，质黏腻如痰，形体肥胖，胸闷呕恶，带多黏腻。舌胖，苔白腻，脉滑。

预 防

（1）要做好避孕工作，避免多次人流。

（2）适应环境变化。女性月经受复杂的神经内分泌系统调节，主要由中枢神经系统、垂体、卵巢及子宫共同完成，其中任何一个环节出问题都会使月经周期和月经量发生变化。因此，如果女性所处环境发生改变，应当及时调整情绪，如果服用了药物影响月经，可以在医生指导下通过饮食或者日常护理等方法调理身体，使月经恢复正常。

（3）月经来潮前一周左右，女性要忌食生冷、辛辣刺激性食物，要多饮水，摄取富含纤维素的食物，保持大便通畅。月经期间可以通过喝红糖水调理身体。

（4）如果身体过度劳累，身体器官的功能就会受到影响，新陈代谢也会受到不良的影响。因此，月经期间女性要避免激烈和长时间运动，注意休息，保证睡眠，生活作息规律，避免熬夜。

（5）除了不要进食生冷食物外，月经量少的女性最好少接触冷水，尤其是在经期时不要洗冷水澡。平时在空调房内久坐的话最好能披一条薄毯，注意保暖避免受凉。

（6）女性日常要注意外生殖器的清洁卫生，尤其是在经期更要注意及时清洁阴部，防止感染。要选择柔软、棉质、通风透气性能良好的内裤，勤洗勤换，换洗的内裤要放在阳光下晒干。在月经期间不要同房。

（7）中医认为，憋闷很容易造成肝郁气滞，从而导致经量减少。不良的情绪如过度的精神刺激、紧张、悲伤会导致人体内分泌失调，从而造成月经异常，所以女性朋友必需调整好心态，学会放松。

调　养

中药方剂

◎ 桃红四物汤加减

【材料】　泽兰叶 12 克，当归 10 克，桃仁 9 克，红花 6 克，赤芍 9 克，川芎 6 克，生地黄 9 克，香附 9 克，乌药 9 克，失笑散 9 克（包煎），京三棱 9 克。经少不畅腹痛者：加桂枝 6 克，莪术 12 克，王不留行 9 克。气滞血瘀者：加木香 9 克，小茴香 6 克。瘀久化热者：加丹皮 9 克，炒山栀 10 克。腹胀者：加枳壳 9 克，木香 9 克。

【制法】　将以上药物加清水早晚各煎 1 次，取汁。

【用法】　每日 1 剂。早晚各 1 次，温热口服。

【功效】　活血化瘀调经。适用于血瘀所致的月经过少。

◎ 苍附导痰方加减

【材料】　白茯苓 12 克，丹参 12 克，法半夏 10 克，胆南星 10 克，陈皮 6 克，炙甘草 3 克，苍术 9 克，香附 9 克，枳壳 9 克，六神曲 9 克。苔白腻，脘闷者：去甘草，加木香 9 克，砂仁 3 克（后下）。经期者：加没药 9 克，路路通 10 克，益母草 15 克，去甘草。肾虚者：加锁阳 10 克，熟附片 9 克，或紫石英 15 克。

【制法】　将以上药物加清水早晚各煎 1 次，取汁。

【用法】　每日 1 剂。早晚各 1 次，温热口服。

【功效】　燥湿豁痰通络。适用于痰湿所致月经量少。

◎ 补肾益精汤

【材料】 菟丝子30克，覆盆子15克，山茱萸12克，熟地黄10克，当归10克，白芍10克，羌活10克，何首乌20克，黄精20克，紫河车20克，鹿角片15克，甘草6克。

【制法】 将以上药物加清水早晚各煎1次，取汁。

【用法】 每日1剂，1个月经周期为1个疗程，连续调养3个疗程。

【功效】 补肾填精，养血调冲。适用于肾虚型月经过少，血色黯红，质稀，神疲乏力，腰膝酸软，头晕耳鸣，失眠多梦，性欲减退，舌淡苔薄，脉沉细。

◎ 归肾丸加减

【材料】 菟丝子12克，枸杞子12克，杜仲10克，山茱萸9克，当归9克，熟地黄10克，怀山药12克，白茯苓10克，巴戟天10克，淫羊藿10克，补骨脂9克。畏寒肢冷者：加桂枝6克，熟附片9克，乌药9克。经期：加莪术12克，香附9克。

【制法】 将以上药物加清水早晚各煎1次，取汁。

【用法】 每日1剂。早晚各1次，温热口服。

【功效】 补肾养血调经。适用于肾虚所致的月经过少。

◎ 八珍汤加减

【材料】 党参12克，黄芪12克，茯苓12克，炒白术10克，白芍12克，当归9克，川芎6克，熟地黄12克，山茱萸9克，淫羊藿9克，鸡血藤12克。脾虚食少者：加砂仁3克（后下），陈皮6克。四肢不暖者：加桂枝6克。下腹隐冷者：加艾叶9克，乌药9克。经期者：宜加红花6克，川牛膝9克，路路通10克。

【制法】 将以上药物加清水早晚各煎1次，取汁。

【用法】 每日1剂。早晚各1次，温热口服。

【功效】 养血和营调经。适用于血虚所致的月经过少。

药茶

◎ 黄芪茶

【材料】 黄芪 25 克。

【制法】 将黄芪加 400 克清水煮沸 5 分钟。

【用法】 代茶饮。月经前每日 1 剂，连用 5 剂。

【功效】 温补肾阳，活血调经。适用于肾虚型月经过少。

◎ 茯苓牛乳茶

【材料】 茯苓粉 10 克，牛乳 200 克。

【制法】 将茯苓粉用少量凉开水化开，再将煮沸的牛奶冲入即成。

【用法】 早晨代茶饮。月经前每日 1 剂，连用 5 剂。

【功效】 补肾活血调经。适用于肾虚所致月经过少。

◎ 归芎益母草茶

【材料】 当归 60 克，川芎 10 克，益母草 45 克。

【制法】 将以上 3 味加水煎汤，去渣取汁即成。

【用法】 代茶饮。月经前每日 1 剂，连用 5 剂。

【功效】 补血调经，活血和血，行气止痛。适用于血虚所致月经过少。

药粥

◎ 薏苡仁山药芡实粥

【材料】 薏苡仁 30 克，山药 30 克，芡实 30 克，粳米 100 克。

【制法】 将以上材料共为细末煮粥食用。

【用法】 月经前每日 1 剂，连用 5 剂。

【功效】 活血化瘀。适用于痰湿内阻之月经过少。

◎ 山楂枸杞大枣粥

【材料】 山楂 60 克，枸杞子 30 克，大枣 30 克，粳米 100 克。

【制法】 将以上材料煮粥食用。

【用法】 月经前每日 1 剂，连用 5 剂。

【功效】 补肾益气。适用于肾气不足所致月经过少。

◎ 党参牛乳粥

【材料】 党参 30 克，粳米 50 克。

【制法】 将党参与淘洗干净的粳米一同入锅，加入 500 克清水，先用大火烧开，再用小火熬煮成粥，调入牛乳即成。

【用法】 月经前，每日 1 剂，连用 5 剂。

【功效】 补血益气扶脾。适用于血虚型月经过少。

药汤

◎ 归芪茯苓乌骨鸡汤

【材料】 乌骨鸡 1 只，当归 9 克，黄芪 9 克，茯苓 9 克，调味料若干。

【制法】 首先将乌骨鸡清洗干净，除去内脏，然后把当归、黄芪、茯苓直接放入鸡腹之内，然后直接用线缝合。把鸡放入到砂锅内煮熟，然后去除药渣，根据口味调味即成。

【用法】 食肉喝汤，分 2～3 次服完。月经前每日 1 剂，连用 5 剂。

【功效】 健脾养心，益气养血。适用于气血不足而致的月经过少。

◎ 归芎羊肉汤

【材料】 川芎 10 克，当归 10 克，丹参 10 克，羊肉 150 克，生姜 10 克，大枣 6 枚。

【制法】 将羊肉洗净，用开水烫一烫令其除去膻味，切成小块；其余用料洗净；生姜拍烂。将全部用料放入锅内，加入适量清水，加入少许黄酒，用小火煮 2 小时，加入精盐调味即成。

【用法】 饮汤吃肉。月经前每日 1 剂，连用 5 剂。

【功效】 养血活血调经。适用于血虚、血瘀之月经过少。

◎ 养血调经汤

【材料】 乌鸡肉 150 克，当归 15 克，党参 15 克，桑椹 15 克，丹参 10 克，大枣 10 枚，生姜 10 克。

【制法】 将乌鸡肉洗净，切成小块；其余用料洗净；生姜拍烂。将全部用料放入锅内，加入适量清水、少许黄酒，用小火煮 2 小时，加入精盐调味即成。

【用法】 饮汤吃肉。月经前每日 1 剂，连用 5 剂。

【功效】 养血调经。适用于血虚所致月经过少。

药酒

◎ 益母草泽兰酒

【材料】 黄酒 150 毫升，益母草 25 克，泽兰 15 克，白糖 50 克。

【制法】 前 3 味加水 150 毫升煎汁，加白糖调味即成。

【用法】 每日 1 剂，分 2 次饮用，月经前可连用数剂。

【功效】 活血调经。适用于血瘀型月经过少。

◎ 胚鸡蛋黄酒

【材料】 黄酒 50 毫升，胚鸡蛋 4 枚，姜末 15 克，精盐、味精各适量。

【制法】 胚鸡蛋去壳、毛及内脏，加黄酒、姜末、精盐、味精各味煮熟入味即成。

【用法】 月经前，每日 1 剂，分 2 次食用，可连用数剂。

【功效】 温经散寒、补益气血。适用于虚寒型月经过少。

◎ 红花酒

【材料】 低度白酒 400 毫升，红花 50 ～ 100 克，红糖适量。

【制法】 前 2 味入盛器内浸泡 1 周后启用。

【用法】 经前，每日 2 次，每次取 10 毫升，兑凉开水 10 毫升，加入适量红糖调味即可饮用。

【功效】 活血化瘀，调经通络。适用于血瘀型月经过少。

保健菜肴

◎ 枸杞炖羊肉

【材料】 羊腿肉 1000 克，枸杞子 50 克，清汤 2000 毫升，葱、姜、调料适量。

【制法】 先把整块羊肉清洗干净，加入开水煮透后，放入冷水中洗净血沫，然后再将羊肉切块。锅中加入少许油，待油热时下羊肉、姜片煸炒，烹入料酒炝锅，翻炒后倒入枸杞子、清汤、盐、葱、姜，烧开，去浮沫，文火炖约 1.5 小时。待羊肉熟烂，去葱、姜，出锅即成。

【用法】 食肉喝汤。

【功效】 补肾养血。适用于肾阳亏虚和月经过少。

◎ 黄芪炖猪肉

【材料】 猪瘦肉 250 克，黄芪 10 克，油菜芯 5 棵，精盐 2 克，味精 1 克，黄酒 5 克，葱姜适量。

【制法】 先将猪瘦肉切成方块焯水洗净，黄芪用温水洗净，油菜芯洗净，用沸水烫至碧绿色过凉，葱姜拍松备用。然后炒锅上火，注入鲜汤，放入猪瘦肉、黄芪、葱姜、黄酒、精盐，大火烧沸打去血沫后，移至小火炖至猪瘦肉熟烂后，去除葱姜，将猪瘦肉捞入锅中，摆上菜芯，原汤加入味精调味后，倒入汤盆中，上笼蒸 10 分钟取出，再淋入麻油即成。

【用法】 佐餐当菜，在 2 天内吃完。

【功效】 活血调经，温补肾阳。适用于肾阳虚之月经过少。

◎ 八宝香酥鸭

【材料】 公嫩鸭(约 2000 克)1 只，糯米饭 450 克，熟莲子心 5 克，火腿粒 25 克，熟虾仁 50 克，鲜菇粒 50 克，冬笋粒 50 克，海米 25 克，青豆 25 克，烧鸭粒 50 克，猪油 100 克，酱油 5 毫升，绍酒 15 毫升，食盐 12 克，味精 5 克，白糖 5 克，胡椒粉 1 克，葱 25 克，生姜 25 克，桂皮 5 克，大茴香 5 克，小茴香 1 克，花椒 2 克，植物油适量。

【制法】 将鸭除净绒毛，洗净之后从头颈处开刀，拆净骨头，以绍酒、食盐、味精、胡椒粉擦透，腌 1 小时左右；再将糯米饭、莲子心、火腿、虾仁、鲜菇、冬笋、海米、青豆、烧鸭粒放在一起，加食盐、白糖、胡椒粉、味精、猪油拌匀后，塞入鸭肚中（洞口用线缝牢），放在盘中；鸭子用纱布盖好，放入上葱、生姜、桂皮、大茴香、小茴香、花椒，上笼蒸熟取出，除去作料、纱布。当油锅烧至八成热时，将鸭子皮抹上酱油下锅，边炸边用勺子推动，直至鸭子炸酥后取出装盆即成。

【用法】 佐餐当菜。

【功效】 大补气血。适用于血虚型月经过少。

◎ 鸡血藤大枣炖猪肉

【材料】 鸡血藤（干品）9 ~ 15 克，大枣 10 枚，猪瘦肉 200 克。

【制法】 将以上 3 味一同炖熟即成。

【用法】 月经前每日 1 次，5 日为 1 个疗程。

【功效】 养血调经。适用于血虚型月经过少。

熏 洗 法

◎ 方 1

【组方】 当归 30 克，巴戟天 30 克，枸杞子 20 克，牛膝 15 克，桑寄生 15 克，菟丝子 10 克，杜仲 12 克，川断 12 克。

【用法】 将以上诸药加水 1500 ~ 2000 毫升，煮沸后再用文火煎煮 30 分钟，将药液倒入盆内，趁热熏小腹部，待温并浇洗小腹部，凉后可以再加热继续熏洗，每次熏洗 30 分钟左右。每日熏洗 1 ~ 2 次。可在经前或者经后使用此法，经期禁用。

【功效】 补肾养血调经。适用于肾虚型月经过少。

◎ 方2

【组方】 黄芪 24 克，当归 15 克，枸杞子 24 克，半夏 12 克，甘草 12 克。

【用法】 将以上药物加清水 1500 毫升，煎沸 10 分钟，将药液倒入盆内，趁热熏蒸下腹部，待药液稍凉之后，反复擦洗小腹部，每次熏洗 30 分钟左右。每日 1 剂，每剂可熏洗 2 次。可在经后使用此法，经期禁用。

【功效】 养血和血，调经。适用于血虚型月经过少。

◎ 方3

【组方】 吴茱萸 12 克，干姜 10 克，艾叶 15 克，当归 12 克，川芎 12 克。

【用法】 将以上药物用 1500 毫升水浸泡 30 分钟，煎沸后用文火煎 15 分钟，将药汁倒入盆内，趁热先熏后洗下腹部 30 分钟。每日 1 剂，每剂熏洗 2 ~ 3 次。在经前使用此法最佳，经期禁用。

【功效】 温经散寒。适用于血寒型月经过少。

按摩法

【取穴】 主穴取三阴交、血海、膈俞等穴。血虚型月经过少加足三里、脾俞、胃俞等穴，肾虚型月经过少加肾俞、命门、气海等穴，血寒型月经过少加关元、命门、八髎等穴，气滞型月经过少加行间、太冲、期门等穴，痰阻型月经过少加足三里、丰隆、阴陵泉等穴。

【方法】 先按摩主穴，以指按法按三阴交穴 5 分钟，再以拇指按法分别按血海、膈俞各 3 分钟。接着行辨证按摩；血虚者，加按足三里穴 5 分钟，以拇指揉按脾俞、胃俞穴各 3 分钟；肾虚者，加按肾俞、命门、气海等穴各 5 分钟；血寒者，加揉关元、命门、八髎等穴各 3 ~ 5 分钟，以透热为度；气滞者，加推按行间、太冲、期门等穴各 3 分钟；痰阻者，加揉按足三里、丰隆、阴陵泉等穴各 3 分钟。在月经前，每日

1 次，可连用数天。

【功效】 补气活血，温经散寒，调理冲任。适用于各型月经过少。

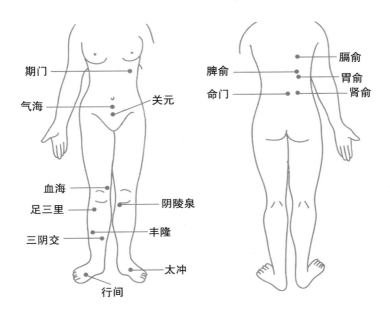

期门
气海
关元
血海
足三里
阴陵泉
三阴交
丰隆
太冲
行间

脾俞
命门
膈俞
胃俞
肾俞

敷 贴 法

◎ **方1**

【组方】 当归 30 克，川芎 20 克，白芍 20 克，益母草 20 克，红花 20 克，柴胡 20 克，茯苓 20 克，续断 20 克，牛膝 20 克，杜仲 20 克，香附 20 克，陈皮 20 克，丹皮 20 克，白术 20 克，熟地黄 12 克，甘草 12 克，肉桂 3 克，当归 3 克，五灵脂 3 克，川芎 3 克，红花 3 克，乌药 3 克，厚朴 3 克，郁金 3 克，丁香 3 克，吴茱萸 3 克。

【制法及用法】将以上各药研为细末，用陈醋调匀，放入砂锅中炒热，装入厚布袋中熨脐。布袋内的药物冷却之后，再炒热敷熨。每天敷熨 1 次，每次 30 ～ 45 分钟，直至月经正常为止。

【功效】 补肾养血。适用于血虚型月经过少。

◎ 方2

【组方】 肉桂3克，当归3克，五灵脂3克，川芎3克，红花3克，乌药3克，厚朴3克，郁金3克，丁香3克，吴茱萸3克。

【制法及用法】将以上各药研末混匀，过筛，自月经来潮第10天起，取药末30克，以蜂蜜调成药饼3个，将药饼分别贴敷于心口、肚脐、脐下，外用纱布覆盖，胶布固定。每天1次，10天为一个疗程。可连用3个月经周期。

【功效】 温经散寒，行气活血。适用于血寒型月经过少。

◎ 方3

【组方】 制乳香15克，制没药15克，赤芍15克，川牛膝15克，丹参15克，山楂15克，广木香15克，红花15克，冰片（另研）1克，姜汁或黄酒各适量。

【制法及用法】将前8味为末和匀，再与冰片和匀，贮瓶备用。每于月经前或月经期内进行调养，每次取药末30克，以姜汁（或黄酒）适量调和拌匀，制成稠糊状，将其分别涂敷于脐和子宫穴上，外盖纱布，胶布封固；每日换贴1次，连用10次为1个疗程。

【功效】 活血化瘀，理气调经。适用于血瘀型月经过少。

◎ 方4

【组方】 当归100克，川芎10克，白芍25克，益母草25克，红花25克，柴胡25克，茯神25克，续断25克，牛膝25克，杜仲25克，香附20克，陈皮20克，牡丹皮20克，白术20克，熟地黄12.5克，甘草12.5克，艾绒12.5克，泽兰12.5克。

【制法及用法】将以上各味用香油炸枯去渣，加黄丹600克收膏，

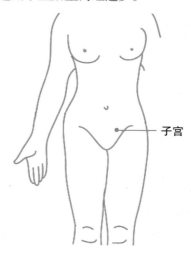

子宫

再掺入人参末和沉香各 25 克及鹿茸末 20 克，肉桂末 15 克，搅匀，然后制成每张重 25 克的膏药，备用。在使用时，于经前贴敷于脐部，每日换贴 1 次，可连用 1 周。

【功效】 补肾养血。适用于肾虚血虚型月经过少。

膏滋法

【组方】 当归 30 克，益母草 30 克，川芎 10 克，桃仁 10 克，甘草 10 克，丹皮 10 克，炮姜 5 克，蜂蜜 50 毫升。

【用法】 将前 7 味药加水 500 毫升，煮取 300 毫升，去渣，加入蜂蜜收膏，每次服 30 毫升，每日服 3 次。

【功效】 补气养血。适用于血虚型月经过少。

刮痧法

◎ **方法 1**

【取穴】 肾俞、脾俞、肝俞、关元、三阴交等穴。

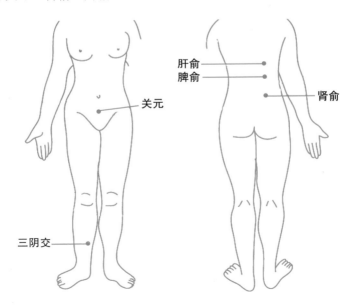

【方法】 用补法从上到下刮督脉 10 次，用力刮拭肾俞、脾俞、肝俞、关元、三阴交等穴，每穴 12 ～ 15 次。经后 5 天开始调养，坚持 10 天为一个疗程，通常坚持 3 ～ 5 个月经周期。

【功效】 补肾调经。适用于肾虚型月经过少。

◎ **方法2**

【取穴】 血海、足三里、三阴交、脾俞、膈俞等穴。

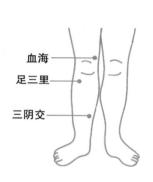

【方法】 用补法从下到上刮血海、足三里、三阴交等穴各 12 次，从上到下刮膈俞、脾俞穴各 15 次。经后 3 ～ 5 天开始调养，10 天为 1 个疗程，通常坚持 3 个月经周期。

【功效】 补气益血，调经。适用血虚型月经过少。

◎ **方法3**

【取穴】 太冲、血海、膻中、子宫等穴。

【方法】 用泻法从下到上刮拭

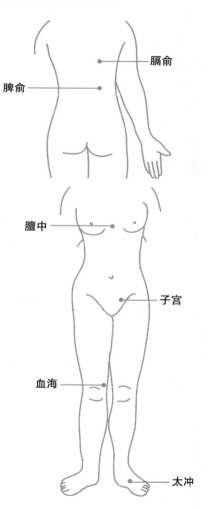

双侧太冲、血海穴各 10 ~ 15 次，自上而下刮拭膻中、子宫穴 12 次。经前 3 ~ 5 天开始调养，每日 2 次，月经来潮即停止。

【功效】 活血化瘀。适用于血瘀型月经过少。

◎ **方法 4**

【取穴】 关元、命门、足三里、血海等穴。

【方法】 用补法从下到上刮足三里、关元、命门、血海穴各 12 次。经前 7 天开始调养，每日 1 次，可坚持直至月经恢复正常。

【功效】 温经散寒，活血暖宫。适用于血寒型月经过少。

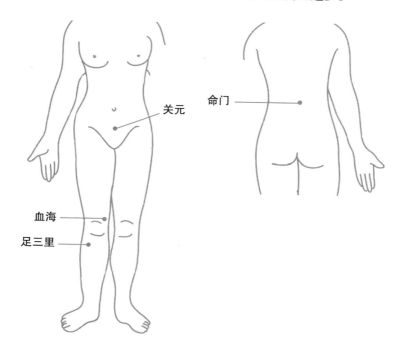

关元

命门

血海

足三里

拔 罐 法

◎ **方法 1**

【取穴】 肾俞、命门、三阴交、关元等穴。

【方法】 患者仰卧，用适合口径的玻璃罐在关元穴闪火后留罐 2 分钟，小口径抽气罐在三阴交穴留罐 5 分钟；再令患者俯卧，腰骶部先闪火 3 分钟，再以红花油或者香油作介质，沿督脉走罐 3 ～ 5 遍，最后在肾俞、命门穴处留罐 5 分钟。

【功效】 温肾调经。适用于肾虚型月经过少。

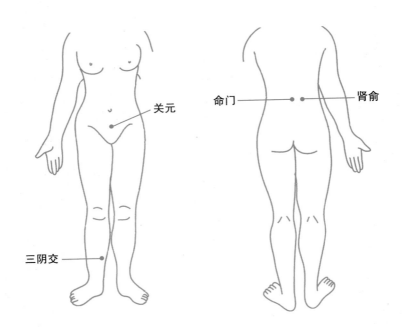

◎ 方法 2

【取穴】 肝俞、肾俞、关元、三阴交等穴。

【方法】 患者仰卧，用适合口径的玻璃罐在关元穴闪火后留罐 2 分钟，小口径抽气罐在三阴交穴留罐 5 分钟；再令患者俯卧，腰骶部先闪火 3 分钟，再以红花油或者香油作介质，沿督脉、华佗夹脊穴走罐 3 ～ 5 遍，最后在肾俞、肝俞穴处留罐 3 ～ 5 遍。

【功效】 养血和宫，调经。适用于血虚型月经过少。

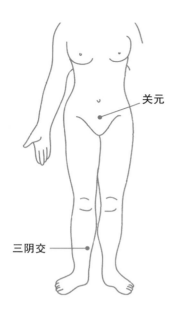

关元

三阴交

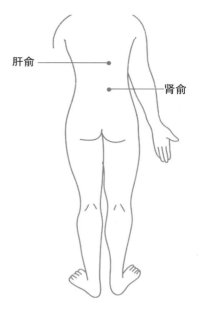

肝俞

肾俞

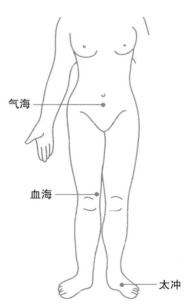

气海

血海

太冲

◎ **方法 3**

【取穴】 太冲、血海、气海等穴。

【方法】 患者仰卧，以适合口径的玻璃罐在血海、气海穴闪火后留罐 2 分钟；以三棱针点刺双侧太冲穴后留小口径抽气罐 2 分钟。

【功效】 活血化瘀，调经通络。适用于血瘀型月经过少。

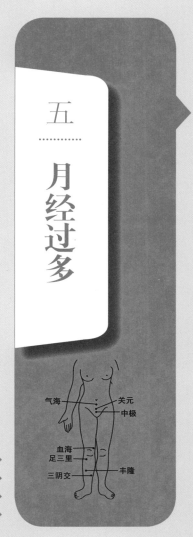

五
··········

月
经
过
多

气海　　　关元
　　　　　中极

血海
足三里
三阴交　　　丰隆

病因
症状
预防
调养

月经过多系由气虚、血热使冲任不固，或因瘀血内阻，血不归经，致月经量较正常明显增多，而周期基本正常的月经病，又称为"经水过多"。

病　因

（1）气虚　素体气虚或病后气虚，以致气不摄血，经血过多。

（2）血热　素体阴虚或者热病伤阴，阴虚内热，迫血妄行而经血过多。或者阳盛体质，又过食辛辣食品或辛热助阳药物，也可热扰冲任，引起月经过多。

（3）血瘀　经行不畅，瘀血留滞，积于冲任，瘀血不去，新血不得归经。

症　状

（1）气虚　月经量多，色淡红，质清稀，伴有头晕乏力，懒言少气，纳少便溏。苔薄，舌质淡，脉细无力。

（2）血热　实热者经行量多，色红黏稠有血块，口干喜冷饮，心烦易怒，便秘尿赤。苔黄，舌红脉弦带数。阴虚内热者可伴有口干咽燥，头晕耳鸣，腰膝酸软。舌红，脉细数无力。

（3）血瘀　经行量多，色紫暗伴有血块，下腹胀痛，血块下后痛减。舌质紫暗或者有紫斑，脉弦。

预　防

（1）积极从事劳动（体力和脑力劳动），不宜过度劳累和剧烈运动。

（2）节欲防病，避免生育（含人流）过多及经期交合，否则损伤冲任、精血、肾气，导致月经疾病。

（3）根据气候环境变化，适当增减衣被，不要过冷，以免招致外邪，损伤血气，引起月经疾病。

（4）注意饮食应定时定量，不宜暴饮暴食或者过食肥甘油腻、生冷寒凉、辛辣香燥之品以免损伤脾胃而致生化不足。

（5）保持心情舒畅，避免忧思郁怒，损伤肝脾。

调　养

中药方剂

◎　地榆汤加减

【材料】生地榆 30 克，侧柏叶 15 克，生地黄 15 克，炒白芍 10 克，丹皮 10 克，生山栀 12 克，制大黄 9 克，茜草 12 克，当归 10 克，生甘草 5 克。小便热赤者：加泽泻 12 克，木通 9 克。月经先期者：加白薇 10 克。量多者：加荆芥炭 9 克，旱莲草 15 克。

【制法】将以上药物加清水早晚各煎 1 次，取汁。

【用法】每日 1 剂。早晚各 1 次，温热口服。

【功效】清热凉血，调经止血。适用于实热之月经过多。

◎　失笑散加减

【材料】仙鹤草 30 克，益母草 30 克，生蒲黄 12 克（包煎），五灵脂 12 克，茜草 12 克，牛角鳃 12 克，制大黄炭 10 克，焦山楂 10 克，制香附 9 克，炙甘草 3 克。瘀久化热、伤津口干舌红者：加沙参 12 克，麦冬 10 克，五味子 6 克，旱莲草 12 克。

【制法】将以上药物加清水早晚各煎 1 次，取汁。

【用法】每日 1 剂。早晚各 1 次，温热口服。

【功效】 活血化瘀，调经止血。适用于血瘀之月经过多。

◎ 十全大补汤加减

【材料】 黄芪 30 克，煅牡蛎 30 克（先煎），当归身 12 克，炒白芍 12 克，党参 12 克，炒白术 10 克，茯苓 10 克，熟地黄 12 克，仙鹤草 30 克，黄精 12 克，旱莲草 15 克，阿胶 9 克（烊冲）。出血多不止者：加生蒲黄 12 克（包煎），大蓟草 30 克。大便溏薄者：加炮姜炭 9 克，艾叶炭 6 克。懒言少气者：加升麻 3 克，柴胡 6 克。

【制法】 将以上药物加清水早晚各煎 1 次，取汁。

【用法】 每日 1 剂。早晚各 1 次，温热口服。

【功效】 补气摄血，调经止血。适用于气虚之月经过多。

◎ 地骨皮饮加减

【材料】 生地炭 15 克，炒白芍 15 克，旱莲草 15 克，当归 9 克，地骨皮 10 克，川芎 5 克，麦冬 10 克，阿胶 9 克（烊冲），小蓟草 15 克，生地榆 12 克，炒山栀 10 克，青蒿 10 克，炙甘草 3 克。伴气阴两虚者：加党参 12 克，五味子 5 克。腹胀者：加川楝子 10 克，枳壳 9 克。

【制法】 将以上药物加清水早晚各煎 1 次，取汁。

【用法】 每日 1 剂。早晚各 1 次，温热口服。

【功效】 滋阴清热，调经止血。适用于阴虚之月经过多。

◎ 清热固经汤加减

【材料】 黄芩 12 克，黄柏 10 克，生地黄 20 克，牡丹皮 15 克，白芍 15 克，地榆 15 克，茜根 15 克，沙参 15 克，败酱草 30 克，益母草 30 克，大黄 9 克，枳壳 12 克。经色暗红夹血块加蒲黄 10 克，五灵脂 10 克，茜根 15 克，以祛瘀止血。下腹痛甚加香附 12 克，延胡索 12 克，以理气止痛。

【制法】 每剂煎 2 次，滤去药渣，得药液约 500 毫升。

【用法】 分早晚 2 次服。7 天为 1 个疗程。

【功效】 清热凉血，安冲止血。适用于血热型月经量多。

◎ 清肝利湿汤加减

【材料】 蒲黄 10 克，五灵脂 10 克，桃仁 12 克，当归 12 克，香附 12 克，川芎 9 克，红花 6 克，赤芍 15 克，熟地黄 20 克，益母草 30 克。出血量多，去桃仁、红花、当归、川芎、赤芍，加三七末（冲服）3 克，按辨证或兼以健脾补肾，或兼以滋养肝肾，或兼以清热凉血。若经期延长加血余炭 10 克，乌贼骨 12 克，以祛瘀收涩止血。

【制法】 每剂煎 2 次，滤去药渣，得药液约 500 毫升。

【用法】 分早晚 2 次服。7 天为 1 个疗程。

【功效】 活血祛瘀止血。适用于血瘀型经行量多，或持续难净，色暗，质稠有血块，或伴小腹疼痛拒按，舌质紫暗，有瘀点瘀斑，苔薄白，脉弦涩者。

药茶

◎ 莲子花茶

【材料】 花茶 3 克，莲子 30 克，冰糖 20 克。

【制法】 将莲子用温水浸泡数小时后，加入冰糖炖烂备用；将花茶用沸水冲泡 5 ～ 10 分钟后取汁，与莲子汁冲匀即成。

【用法】 代茶频饮。

【功效】 补脾益气，理气解郁。适用于气虚型月经过多。

◎ 仙鹤草荠菜茶

【材料】 仙鹤草 60 克，荠菜 50 克，茶叶 6 克。

【制法】 水煎。

【用法】 代茶随饮。每日 1 剂。

【功效】 清热凉血，收敛止血。适用于血热型月经过多。

◎ 黑白茶

【材料】 墨旱莲 30 克，白茅根 30 克，苦瓜根 15 克，冰糖适量。

【制法】 将以上诸药洗净，加入清水适量煎取药汁，再加入冰糖调味即成。

【用法】 每日 1 剂，不拘时代茶饮。

【功效】 滋阴清热，凉血止血。适用于血热型月经过多。

◎ 莲花甘草茶

【材料】 莲花（取含苞待放的莲花蕾）20 克，甘草 5 克，绿茶 3 克。

【制法】 将莲花、甘草水煎取汁泡茶饮。

【用法】 分 3 次服饮，每日 1 剂。咽干口燥者可加入蜂蜜服。

【功效】 活血凉血，益气调经。适用于血瘀、血热型月经过多。

◎ 干鸡冠花茶

【材料】 鸡冠花（干品）5 ～ 10 克，白糖 25 克，绿茶 1 克。

【制法】 将鸡冠花加入 400 克水煎沸，趁沸加入绿茶、白糖即成。

【用法】 分 3 次服饮，每日 1 剂。

【功效】 凉血，止血。适用于血热型月经过多。

药粥

◎ 淡菜猪肉粥

【材料】 淡菜 50 克，猪瘦肉 50 克，粳米 100 克。

【制法】 先将淡菜用温水浸泡半天，烧开后去心，与淘洗干净的粳米、猪瘦肉一同入锅，再加入清水 1000 毫升，先用大火烧开，转用小火熬煮成稀粥即成。

【用法】 月经前日服 1 剂，连服 5 ～ 10 剂。

【功效】 滋阴调经，补肝肾，益精血。适用于气虚型月经过多。

◎ 黄芪白术柴胡升麻粥

【材料】 黄芪 30 克，白术 10 克，柴胡 6 克，升麻 6 克，粳米 60 克，红糖 30 克。

【制法】 前 4 味水煎取汁，入粳米煮成粥，加红糖调味即成。

【用法】 月经期，每日 1 剂，分 2 次食用，可连用数天。

【功效】 补气摄血，升阳举陷。适用于气虚型月经过多。

◎ 薏苡仁大枣人参粥

【材料】 人参末 6 克，大枣 15 枚，薏苡仁 30 克，粳米 30 克，白糖适量。

【制法】 大枣、薏苡仁、粳米煮至粥将成时，加入人参、白糖和匀煮成粥即成。

【用法】 每日 1 剂，分 2 次食用，月经期可连用数剂。

【功效】 益气健脾摄血。适用于气虚型月经过多。

◎ 墨旱莲白茅根粥

【材料】 墨旱莲 10 克，白茅根 10 克，粟米 60 克，白糖适量。

【制法】 前 2 味水煎取汁，入粟米煮成粥，加白糖调味即成。

【用法】 每日 1 剂，分 2 次食用，月经期可连服数剂。

【功效】 养阴清热，凉血止血。适用于虚热型月经过多。

◎ 地骨皮生地槐花粥

【材料】 生地黄 30 克，地骨皮 30 克，槐花 10 克，粳米 60 克，白糖适量。

【制法】 前 3 味水煎取汁，入粳米煮成粥，加白糖调味即可。

【用法】 月经期，每日 1 剂，分 2 次服用，可连用 3～5 日。

【功效】 滋阴清热，固经止血。适用于虚热型月经过多。

◎ 黄芩陈醋粥

【材料】 黄芩 100 克，陈醋 250 克，粳米 60 克，冰糖适量。

【制法】 将黄芩放入陈醋中浸泡 10 日，滤出焙干研末，粳米煮成粥，加入冰糖和 20 克黄芩末，调匀即成。

【用法】 每日 1 剂，连服 5 天。

【功效】 清热凉血。适用于阴虚内热或湿热下注之月经过多。

◎ 阿胶黑糯米粥

【材料】 阿胶 30 克，黑糯米 100 克。

【制法】 将黑糯米加入适量水煮粥，待粥熟时再加入阿胶，待其溶化后，调味，即成。

【用法】 每日 1 剂，连服 5 天。

【功效】 滋阴补血，养血止血。适用于气虚型月经多。

◎ 栗子菠菜粥

【材料】 白及粉 10 克，新鲜连根菠菜 150 克，栗子肉 50 克，粳米 100 克。

【制法】 将菠菜洗净，以手撕开，先放在沸水锅中烫片刻（以除去草酸）随即捞出，再与栗子肉、粳米（洗净）同入锅内，加入适量清水，煮至米烂粥稠，撒入白及粉调匀即成。

【用法】 每日 1 剂，早晚餐食用。

【功效】 补血止血。适用于气虚型月经过多、功能失调性子宫出血及失血性贫血等。

药汤

◎ 地参芎血汤

【材料】 鸭肉 150 克，干地黄 30 克，丹参 12 克，白芍 15 克，苎麻根 15 克，陈皮 3 克，大枣 3 枚。

【制法】 将鸭肉洗净，切成小块；陈皮浸泡，去白；其余用料洗净。将全部用料放入锅内，加入适量清水，改用小火煮2小时，加入精盐调味即成。

【用法】 饮汤吃肉。

【功效】 清热凉血止血。适用于月经过多属于血热者。

◎ 三七化瘀汤

【材料】 兔肉150克，三七片10克，桃仁8克，岗稔根30克，生姜6克，大枣6枚。

【制法】 将兔肉洗净，切成小块；生姜拍烂；其余用料洗净。将全部用料放入锅内，加入适量清水、少许黄酒，改用小火煮2小时，加入精盐调味即成。

【用法】 饮汤吃肉。

【功效】 化瘀止血。适用于月经过多属血瘀者。

◎ 马齿苋鸡蛋汤

【材料】 马齿苋60克，鸡蛋3枚。

【制法】 先将马齿苋洗净，然后捣烂，榨取汁备用。鸡蛋去壳加入清水适量煮熟后，放入马齿苋即可饮用。

【用法】 佐餐食用。

【功效】 清热解毒，止血。适用于血热型月经过多。

药酒

◎ 白芍黄芪生地酒

【材料】 米酒1000毫升，白芍100克，黄芪100克，生地黄100克，炒艾叶30克。

【制法】 将后4味捣为粗末，用白纱布包好扎紧口，置于净盛器中，加米酒浸泡，密封一昼夜后启用。

【用法】 月经消失后开始饮用，每日 2 次，饭前饮用，每次饮 30 ～ 50 毫升药酒，可连用 30 天。

【功效】 补益气血、温经散寒。适用于气虚型月经过多。

◎ **马齿苋鸡脚草根酒**

【材料】 黄酒 100 毫升，马齿苋 30 克，鸡脚草根 30 克，白糖适量。

【制法】 前 3 味加水 100 毫升煎煮至熟，取汁，加白糖调味即成。

【用法】 每日 1 剂，分 2 次饮用，月经期连用数剂。

【功效】 清热凉血止血。适用于血热型月经过多。

◎ **地榆黄酒**

【材料】 地榆 60 克，黄酒 700 毫升。

【制法】 将地榆研成细末，以黄酒煎煮 10 分钟，取药液即成。

【用法】 每次饮服 20 毫升，每日 2 次。

【功效】 清热凉血。适用于血热型月经量多或过期不止等。

保健菜肴

◎ **黄芪人参鸡**

【材料】 黄芪 30 克，人参 30 克，生鸡 1 只。

【制法】 将生鸡去毛及内脏，洗净后切块。黄芪、人参切块，与鸡块煮熟后食用。

【用法】 佐餐当菜，随量食用，在 3 天内吃完。

【功效】 健脾益气。适用于脾虚之月经过多。

◎ **归地烧羊肉**

【材料】 羊肉 500 克，当归 15 克，生地黄 15 克，干姜 10 克，酱油、精盐、白糖、黄酒各适量。

【制法】 将羊肉洗净，切块，放砂锅中，并入洗净之药及酱油、精盐、白糖、黄酒、清水各适量，炖至肉烂即成。

【用法】 可常食用。

【功效】 温中补虚，益气摄血。适用于气虚之月经过多。

◎ 益母草炒荠菜

【材料】 鲜益母草 3 克，鲜荠菜 30 克，菜油适量。

【制法】 将鲜益母草、鲜荠菜洗净切断。把铁锅放在旺火上，倒入菜油烧热，放入鲜益母草和鲜荠菜，炒熟即成。

【用法】 1 天两次，用至血止。

【功效】 活血、破血、调经。适用于血瘀型月经过多。

◎ 木耳鱼

【材料】 鲤鱼 1 尾，黑木耳、芹菜、生姜、蒜末、食盐、味精、植物油各适量。

【制法】 将黑木耳水发；鲤鱼剖腹去鳞、鳃、肠，洗净；芹菜洗净，切细；生姜、大蒜切末。将炒锅置火上加热，加入植物油，待发出爆声时倒入木耳、生姜、蒜末等调料，炒至木耳熟即盛起留以备用。再将植物油倒入炒锅烧热，放入鲤鱼煎炸至熟，加精盐、清水少许，焖至鱼熟透之后，再将炒熟的木耳等料加入拌炒即成。

【用法】 每日午、晚餐均可以做菜佐食。

【功效】 补气养心，凉血止血。适用于健忘失眠，月经过多，血痢等。

◎ 玉米须炖瘦肉

【材料】 玉米须 30 克，瘦猪肉 120 克，食盐适量，味精少许。

【制法】 将瘦猪肉切块，与玉米须一起放入陶罐内，加入水 500 毫升，上蒸笼加盖清蒸至肉熟，加食盐、味精。

【用法】 趁热佐餐食用。

【功效】 凉血止血，补血。适用于血热型月经过多。

◎ 荔枝干炖莲子

【材料】 荔枝干 20 粒，莲子 60 克。

【制法】 将荔枝干去壳和核，洗净后放入陶瓷罐内，加入莲子及 500 毫升清水，上蒸笼用中火蒸熟。

【用法】 佐餐食用。

【功效】 补血滋脾，补脾固涩。适用于脾虚型月经过多。

熏洗法

◎ 方 1

【组方】 鲜芹菜 250 克，鲜荠菜 250 克，鲜藕节 150 克。

【用法】 将以上药物加水 2000 毫升煎汤，煮沸 20 分钟后去渣取汁，待温后浴足。每日睡前 1 次，每次 40 分钟，日换药 1 剂，10 日为 1 疗程。

【功效】 清热凉血，养血生津。适用于血热型月经过多。

◎ 方 2

【组方】 生地黄 50 克，白茅根 200 克，马兰头 100 克，甘草 5 克。

【用法】 将以上药物加水 2000 毫升煎汤，煮沸 20 分钟后去渣取汁，待温后浴足。每日睡前 1 次，每次 40 分钟，日换药 1 剂，10 日为 1 疗程。

【功效】 清热生津，凉血止血。适用于血热型月经过多。

◎ 方 3

【组方】 生地黄 30 克，炒地榆 30 克，马兰头 30 克，地骨皮 40 克，槐花 20 克。

【用法】 将以上药物加水 2000 毫升煎汤，煮沸 20 分钟后去渣取汁，待温后浴足。每日睡前 1 次，每次 40 分钟，日换药 1 剂，10 日为 1 疗程。

【功效】 清热生津，散瘀止血。适用于血热、血瘀型月经过多。

◎ **方 4**

【组方】 益母草 30 克，贯众炭 15 克，地榆炭 15 克，藕节 15 克。

【用法】 将以上药物加清水 2000 毫升，煎沸 5 ~ 10 分钟，将药液倒入盆内，趁热熏蒸下腹部，待温再反复擦洗下腹部，每次熏洗 30 分钟。每日熏洗 2 次，每剂可用 3 次。经前使用此法最佳，经期禁用。

【功效】 活血化瘀，调经止血。适用于血瘀型月经过多。

◎ **方 5**

【组方】 黄芪 24 克，香附 12 克，甘草 6 克。

【用法】 将以上药物加水 1000 毫升，煎沸 10 分钟，将药液倒入盆内，趁热熏蒸下腹部，待温时再反复擦洗，并用毛巾浸透药液，稍拧干，热敷肚脐，持续约 15 分钟。每日 1 剂，每日熏洗 1 次。经期禁用熏洗法。

【功效】 补气摄血。适用于气虚型月经过多。

按 摩 法

【取穴】 八髎、足三里、三阴交、隐白、通里等穴。

【方法】 先以按揉法按八髎穴 5 分钟，再用指按法按足三里、三阴交每穴各 5 分钟，最后用推法分别按隐白、通里，每穴各 2 分钟。气虚型月经过多者，加揉按脾俞、肾俞各 5 分钟；血虚型月经过多者，加按行间、太冲等穴各 5 分钟，加按曲池穴 3 分钟；血瘀型月经过多者，加按合谷、血海、膈俞等穴各 5 分钟；痰湿型月经过多者，加推丰隆穴 5 分钟。从经前 5 ~ 7 日开始，每日 1 次，直到月经来潮为止。

【功效】 调理冲任，摄血止血。适用于各型月经过多。

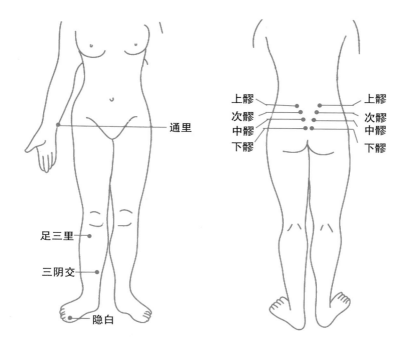

通里

上髎　　上髎
次髎　　次髎
中髎　　中髎
下髎　　下髎

足三里

三阴交

隐白

敷 贴 法

◎ **方1**

【组方】 党参 12 克，白术 15 克，黄芪 15 克，干姜 10 克，甘草 6 克。

【制法及用法】将上药和匀研为细末备用。用时取适量敷脐中，外用纱布覆盖，再用胶布固定。3 天换药 1 次，直敷至月经正常为止。

【功效】 补气摄血。适用于气虚型月经过多。

◎ **方2**

【组方】 当归 15 克，川芎 15 克，白芍 9 克，肉苁蓉 9 克，炒五灵脂 9 克，延胡索 9 克，白芷 9 克，苍术 9 克，白术 9 克，乌药 9 克，小茴香 9 克，陈皮 9 克，柴胡 6 克，黄芩 6 克，丹皮 6 克，地骨皮 6 克，黄连 3 克，吴茱萸 3 克。

【制法及用法】将上药物研为细末，以陈醋或者米酒调匀，放入砂锅中炒热，装入厚布袋，患者仰卧，暴露脐部，用药袋趁热于患者脐部熨之。布袋内的药物冷却以后，再炒热敷熨。每天敷熨 1 次，直至月经正常为止。

【功效】 清热凉血。适用于血热型月经过多。

◎ **方 3**

【组方】 桃仁 12 克，红花 12 克，当归 15 克，香附 6 克，白芍 15 克，肉桂 6 克，郁金 9 克，枳壳 9 克，蒲黄 9 克，五灵脂 9 克。

【制法及用法】将上药研为细末，每次取药末 15 ～ 20 克用酒调匀，敷脐，外敷纱布，胶布固定，每 2 天换药 1 次，月经前用药，可以连用数天。

【功效】 活血化瘀。适用于血瘀型月经过多。

膏滋法

【组方】 生地黄 30 克，地骨皮 30 克，玄参 15 克，麦冬 15 克，白芍 15 克，阿胶 30 克好，蜂蜜 40 毫升。

【用法】 将前 5 味药煎取浓汁 300 毫升，另用 60 毫升白开水将阿胶烊化，兑入药汁内，加入蜂蜜，置小火上煮开，候凉，装瓶。每次服 20 毫升，每日 3 次。

【功效】 清热凉血，养血调经。适用于血热型月经过多。

刮痧法

◎ **方法 1**

【取穴】 曲池、行间、血海等穴。

【方法】 用泻法从下到上刮拭双侧行间、血海穴各 10 次，自上而下刮拭双侧曲池穴各 10 次。经前 7 天开始调养，每日 1 次，月经来潮即停止。

【功效】清热凉血。适用于血热型月经过多。

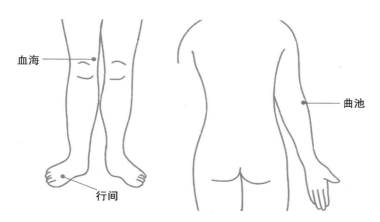

◎ **方法 2**

【取穴】太冲、血海、膻中、子宫等穴。

【方法】用泻法从下到上刮拭双侧太冲、血海穴各 15 次，自上而下刮拭膻中穴 15 次，子宫穴 6 ～ 10 次。经前 7 天开始刮拭，每日 1 次，月经来潮即停止。

【功效】活血祛瘀，止血。适用于血瘀型月经过多。

拔 罐 法

◎ **方法 1**

【取穴】气海、脾俞、足三里、隐白等穴。

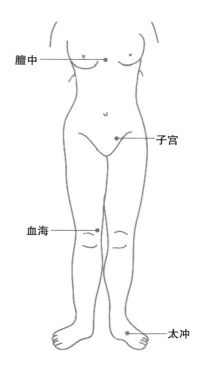

【方法】 患者仰卧，用适合口径的玻璃罐在气海穴闪火后留罐2分钟；以三棱针点刺双侧隐白穴，再用小口径抽气罐在隐白和足三里穴处留罐2分钟；去罐后擦干净血迹，24小时避免与水接触；再令患者俯卧，沿夹脊穴走罐，最后在脾俞穴处留罐5分钟。

【功效】 补脾益气，养血止血。适用于气虚型月经过多。

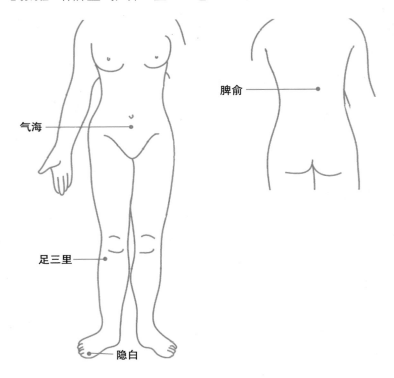

脾俞

气海

足三里

隐白

◎ **方法2**

【取穴】 三阴交、血海、膈俞等穴。

【方法】 患者仰卧，用适合口径的玻璃罐在血海穴闪火后留罐2分钟；小口径抽气罐于三阴交穴留罐5分钟；再令患者俯卧，沿督脉走罐3～5遍，最后在膈俞穴处留罐5分钟。

【功效】 化瘀止血。适用于血瘀型月经过多。

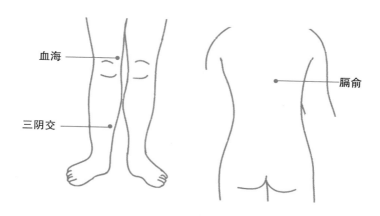

◎ **方法 3**

【取穴】 三阴交、隐白、血海、曲池等穴。

【方法】 患者仰卧，用适合口径的玻璃罐在血海穴闪火后留罐 2 分钟；小口径抽气罐在三阴交、曲池等穴处留罐 5 分钟；用三棱针点刺双侧隐白穴后留小口径抽气罐 2 分钟，去罐后擦干净血迹，24 小时避免与水接触。

【功效】 凉血止血。适用于血热型月经过多。

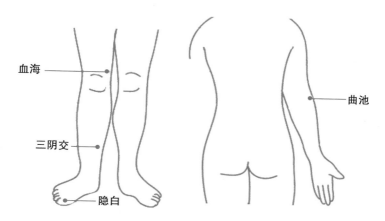

六

....

经期延长

病因

症状

预防

调养

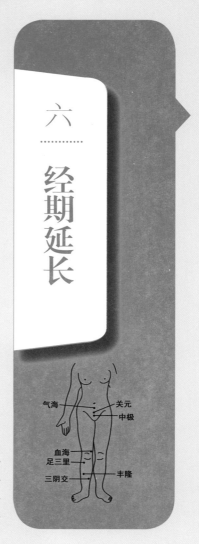

月经周期基本正常，行经时间 7 天以上，甚至淋沥半月方净者，称为"经期延长"，属于月经病。本病可以发生于任何年龄，更年期妇女见经行淋沥终月不净者，应当警惕宫体或者宫颈病变；育龄期妇女患经期延长，可见于放环后月经失调或者有排卵型月经失调；青春期少女见经期延长者，可能为有排卵型月经失调。经期延长也可见于子宫内膜炎、子宫内膜息肉、子宫黏膜下肌瘤或者子宫颈息肉等病。

病　因

（1）阴虚　素体阴虚或者久病伤阴，阴虚内热，热迫冲任，经行淋沥不净。

（2）脾虚　脾主统摄，脾虚气弱，统摄无力，而导致经血淋沥不净。

（3）血瘀　瘀血留阻胞宫，新血不得归经，而导致经血延期不绝。

（4）湿热　经行或产后（包括人流术后），感受湿热病邪，滞于胞宫，经血淋沥不净。

症　状

（1）阴虚　经期延长，经血持续不止，量少色鲜红，质黏稠，伴有心烦口干。舌红，脉细数。

（2）脾虚　经期延长，经血淋沥不止，量少色淡，质清稀，神疲倦怠，纳少便溏。苔薄，舌淡，脉濡细无力。

（3）血瘀　经期延长，量少色暗，时有量多而有血块，下腹胀痛拒按。舌紫或者伴有瘀斑，脉弦。

（4）湿热　经期延长，色红黏腻，有时秽臭，下腹胀痛拒按，平时带色黄，伴有肢体倦怠，步履沉重。苔黄腻，脉滑数。

预　防

（1）经期延长属于出血性疾患，因此在家庭生活中，应避免过劳，保持心情舒畅，加强营养。

（2）在出血期间避免过劳，同时保持外阴清洁以防继发感染，忌食辛辣之物。

（3）月经期间要保持外阴清洁，禁止同房。

调　养

中药方剂

◎ 两地汤加减

【材料】生地黄 15 克，玄参 12 克，炒白芍 12 克，茜草炭 12 克，旱莲草 12 克，麦冬 10 克，地骨皮 9 克，阿胶 9 克（烊冲）。出血日久不止夹血块者：加入生蒲黄 12 克（包煎），赤石脂 9 克，地榆 12 克。阴虚夹热者：加制大黄炭 10 克，生首乌 12 克。心烦心悸者：加生山栀 10 克，远志 9 克，磁石 30 克（先煎）。放环者：加银花炭 9 克，大小蓟各 10 克。

【制法】将以上药物加清水早晚各煎 1 次，取汁。

【用法】每日 1 剂。早晚各 1 次，温热口服。

【功效】养阴清热，调经止血。适用于阴虚之经期延长。

◎ 银藤汤加减

【材料】薏苡仁 20 克，银花 9 克，红藤 15 克，败酱草 12 克，川朴 9 克，生蒲黄 12 克（包煎），六一散 10 克（包煎），茜草炭 12 克，地榆炭 12 克，枳壳 9 克，丹参 15 克。苔厚腻纳呆者：加苍术 10 克，六神曲 9 克，去败酱草。带多色黄者：加黄柏 9 克，知母 9 克。腹痛拒按者：加延胡索 15 克，没药 6 克，香附 9 克。

【制法】 将以上药物加清水早晚各煎 1 次，取汁。

【用法】 每日 1 剂。早晚各 1 次，温热口服。

【功效】 清热利湿，调经止血。适用于湿热之经期延长。

◎ **归脾汤加减**

【材料】 煅牡蛎 30 克（先煎），黄芪 15 克，仙鹤草 15 克，党参 12 克，茯苓 10 克，白术 9 克，当归 10 克，炮姜 5 克，木香 9 克，阿胶 9 克（烊冲），巴戟天 10 克。伴肾虚腰酸者：加补骨脂 10 克，菟丝子 12 克。失眠者：加酸枣仁 9 克，远志 9 克。

【制法】 将以上药物加清水早晚各煎 1 次，取汁。

【用法】 每日 1 剂。早晚各 1 次，温热口服。

【功效】 健脾益气，调经止血。适用于脾虚之经期延长。

◎ **膈下逐瘀汤加减**

【材料】 当归 9 克，赤芍 9 克，桃仁 9 克，川芎 6 克，红花 6 克，枳壳 10 克，五灵脂 9 克，丹皮 9 克，炙甘草 3 克，乌药 9 克。腹痛较甚者：加延胡索 15 克，川楝子 12 克，木香 9 克。经血多者：加生蒲黄 12 克（包煎），仙鹤草 15 克。

【制法】 将以上药物加清水早晚各煎 1 次，取汁。

【用法】 每日 1 剂。早晚各 1 次，温热口服。

【功效】 活血理气，调经止血。适用于血瘀之经期延长。

◎ **双稳汤**

【材料】 岗稳根 20 克，地稳根 20 克，何首乌 12 克，白芍 12 克，墨旱莲 15 克，紫珠草 20 克，益母草 20 克，阿胶（另溶）10 克，金樱子 15 克。

【制法】 每日 1 剂，除阿胶外水煎服汁。每剂煎 2 次。

【用法】 滤去药渣，得药液约 500 毫升，分早晚 2 次与烊化的阿胶同服。月经周期第三天开始服至血止为止，3 ～ 6 周为一个疗程。

【功效】 滋阴止血，养血调经。适用于阴血不足、虚热内扰而致经期延长，月经过多，色红，无血块，时有腰膝酸软，五心烦热，盗汗，舌红，苔薄，脉细。

药茶

◎ **公英小蓟草茶**

【材料】 蒲公英 60 克，小蓟草 30 克。

【制法】 水煎。

【用法】 代茶饮。

【功效】 清热祛湿。适用于湿热之经期延长。

◎ **花蒲桃归田七茶**

【材料】 花蕊石 10 克，炒蒲黄 10 克，桃仁 5 克，当归 5 克，田七粉 3 克，花茶 5 克。

【制法】 将花蕊石加水约 550 毫升，煮沸 15 分钟，再加入蒲黄、桃仁、当归共煮 15 分钟，取沸汤冲泡花茶。

【用法】 分 2 次用温汤各冲服田七粉 1.5 克，每日 1 剂。

【功效】 活血、止血、调经。适用于瘀滞胞宫型经期延长，量少，色暗有块，小腹疼痛拒按，舌质紫暗等。

◎ **党参仙鹤草茶**

【材料】 仙鹤草 30 克，党参 30 克，大枣 50 克。

【制法】 水煎。

【用法】 代茶饮。

【功效】 健脾益气。适用于脾虚之经期延长。

◎ **黄白二地樗根茶**

【材料】 黄柏 10 克，白芍 10 克，生地黄 10 克，地骨皮 10 克，樗根皮 10 克，绿茶 5 克。

【制法】 前 5 味加水约 550 毫升，煮沸 15 分钟，取沸汤冲泡绿茶。

【用法】 不拘时凉饮，每日 1 剂。

【功效】 滋阴清热调经。适用于阴虚血热型经期延长，色红、量少、质稠，咽干口燥，或见手心灼热，舌红而少津，舌苔少或无苔等。

药汤

◎ 化瘀调经汤

【材料】 兔肉 150 克，三七片 10 克，岗稔根 30 克，当归尾 6 克，生姜 10 克，大枣 6 枚。

【制法】 将兔肉洗净，切成小块，其余用料洗净，生姜拍烂。将全部用料放入锅内，加入适量清水，用小火煮 2 小时，加入精盐调味即成。

【用法】 饮汤吃肉。

【功效】 化瘀止血。适用于经期延长属血瘀者。

◎ 地黄玄参龟肉汤

【材料】 乌龟肉 100 克，干地黄 30 克，玄参 15 克，白芍 15 克，陈皮 3 克，生姜 5 克，大枣 3 枚。

【制法】 将乌龟肉洗净，切成小块，其余用料洗净，生姜拍烂，陈皮浸泡去白。将全部用料放入锅内，加入适量清水，用小火煮 2.5 小时，加入精盐调味即成。

【用法】 饮汤吃肉。

【功效】 养阴清热止血。适用于经期延长属阴虚血热者。

保健菜肴

◎ 酥炸月季花

【材料】 鲜月季花瓣 100 克，鸡蛋 3 枚，牛奶 200 克，白糖 100 克，面粉 400 克，发酵粉适量，精盐适量。

【制法】 先将鸡蛋清、蛋黄中加入适量糖、牛奶，搅匀后抖入面粉，加入适量的油、盐及发酵粉，轻搅成面浆。花瓣加糖渍半小时，和入面酱。汤勺舀面浆于五成热的油中炸酥，即成。

【用法】 做早、晚餐或点心食。

【功效】 疏肝解郁，活血调经。适用于血瘀之经期延长。

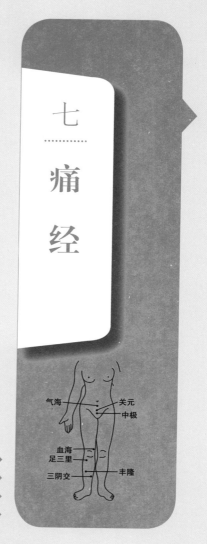

七

痛
经

◆ 病因
◆ 症状
◆ 预防
◆ 调养

妇女在月经前后或在行经期间出现腹痛、腰酸或者其他不适，影响生活或工作时，称之为痛经。痛经是一个临床自觉症状，除患者在发病时的感觉外，到目前尚无其他客观方法进行衡量。本病多见于 20 ～ 25 岁以下的未婚少女。

病　因

（1）气滞血瘀　多因情志不舒，肝郁气滞，气机不利，血行受阻，冲任经脉周流不利，经血滞于胞中而作痛。

（2）寒湿凝滞　经期冒雨涉水、感寒饮冷，或坐卧湿地，寒湿客于胞宫，经血运行不畅，滞而作痛。

（3）气血虚弱　平素气血不足，或大病久病之后，气血两亏，行经之后，血海空虚，胞脉失养，而导致疼痛。或体虚阳气不振，运血无力，经行滞而不畅，而致痛经。

症　状

（1）气滞血瘀　经期或者经前小腹胀痛，行经量少，淋沥不畅，血色紫暗伴有瘀块，块下则疼痛减轻，胸胁乳房作涨，舌质紫暗，舌边或有瘀斑，脉沉弦。

（2）寒湿凝滞　经前或者经期小腹冷痛，甚则牵连腰脊疼痛，得热则舒，经行量少，色暗伴有血块，畏寒便溏，苔白腻，脉沉紧。

（3）气血虚弱　经期或者经净后，伴有小腹绵绵作痛，按之痛减，经色淡，质清稀，面色苍白，精神倦怠，舌淡苔薄，脉虚细。

预　防

（1）在平时要特别注意保暖。夏天坐在空调房的时候，要披一件长袖外套，保护身体不受凉。

（2）少吃生冷食物，多食用温性的食物。最为常用的方法就是在经期前后多喝红糖姜茶，喝下去之后不仅全身舒服，子宫也得到了温暖，这样有利于经血顺畅流出。

（3）在月经来潮前，多吃一些富含铁元素的食品，例如动物的肝脏、樱桃、牡蛎。补充适量的铁，能促进血液的生成，避免经期出现贫血症状。

（4）平时要多注意锻炼身体，月经来潮前后也不例外。经期适当活动，多走走路就行，强度适中，又能够使血流畅通。

（5）除了身体上的调养之外，同样也要注意对心理的调节。精神过度紧张，情绪焦虑急躁，均容易诱发或加重痛经。

调　养

中药方剂

◎ 胶艾汤加减

【材料】　炒白芍 15 克，熟地黄 12 克，陈阿胶 9 克(烊冲)，艾叶 6 克，当归 12 克，大川芎 6 克，香附 10 克，失笑散 10 克（包煎），炮姜 5 克。腰膝酸软，头晕耳鸣者：加入菟丝子 9 克，紫石英 10 克，杜仲 10 克。下腹冷痛者：加入巴戟肉 9 克，锁阳 9 克。

【制法】　将以上药物除阿胶外加清水早晚各煎 1 次，取汁。

【用法】　每日 1 剂。早晚各 1 次，与烊化的阿胶汁温热口服。

【功效】　益气养血，和营止痛。适用于血虚之痛经。

◎ 温经汤加减

【材料】　炒白芍 12 克，煨木香 10 克，当归 10 克，川芎 10 克，桂枝 5 克，丹皮 6 克，淡吴萸 6 克，生姜 5 片，炙甘草 5 克，延胡索 15 克，生蒲黄 12 克（包煎）。腹痛喜热敷热按者：加入胡芦巴 12 克，紫石英 15 克。感冒风寒者：加入荆芥 9 克，防风 6 克。

【制法】将以上药物加清水早晚各煎 1 次，取汁。

【用法】每日 1 剂。早晚各 1 次，温热口服。

【功效】温经和营，调经止痛。适用于寒凝之痛经。

◎ 桃红酱灵汤加减

【材料】败酱草 30 克，当归 12 克，川楝子 12 克，桃仁 9 克，川芎 6 克，赤芍 10 克，五灵脂 10 克，红藤 15 克，丹皮 9 克。瘀血不下，腹痛拒按者：加入失笑散 15 克（包煎），莪术 9 克。大便干结者：加入生大黄 5 克（后下）。热重者：加入炒山栀 9 克，蒲公英 15 克。

【制法】将以上药物加清水早晚各煎 1 次，取汁。

【用法】每日 1 剂。早晚各 1 次，温热口服。

【功效】清热除湿，化瘀止痛。适用于寒凝、血瘀之痛经。

◎ 乌药汤加减

【材料】制香附 15 克，延胡索 12 克，乌药 10 克，砂仁 3 克(后下)，木香 10 克，郁金 10 克，失笑散 10 克（包煎），艾叶 3 克，枳壳 10 克。如果见呕吐黄水者：加入吴萸 5 克，川连 2.5 克，生姜 3 片。肝郁化热者：去艾叶，加栀子 10 克，夏枯草 9 克，益母草 15 克。夹瘀者：加入桃仁 9 克，红花 9 克，当归 9 克，赤芍 10 克。

【制法】将以上药物加清水早晚各煎 1 次，取汁。

【用法】每日 1 剂。早晚各 1 次，温热口服。

【功效】疏肝理气，调经止痛。适用于气滞之痛经。

◎ 少腹逐瘀汤

【材料】延胡索 15 克，焦山楂 12 克，生蒲黄 12 克（包煎），小茴香 6 克，干姜 6 克，肉桂 3 克，当归 10 克，川芎 10 克，赤芍 10 克，制香附 10 克，五灵脂 10 克，没药 6 克，血竭 6 克。

【制法】 将以上药物加清水早晚各煎 1 次，取汁。

【用法】 每日 1 剂。早晚各 1 次，温热口服。

【功效】 活血化瘀，通经止痛。适用于血瘀之痛经。

药茶

◎ 刺蒺藜当归茶

【材料】 刺蒺藜 5 克，当归 5 克。

【制法】 将以上 2 味研碎，用沸水冲沏，盖闷 15 分钟即成。

【用法】 每日 2 剂，代茶饮。每次在行经前 3 天开始饮用，经痛减轻即止。

【功效】 养血化瘀，行气止痛。适用于血气虚滞所致的痛经。

◎ 痛经药茶

【材料】 延胡索 10 克，香附 10 克，乌药 10 克，桂圆肉 3 克。

【制法】 将以上各味共研碎，用沸水冲沏，盖闷 15 ～ 20 分钟即成。

【用法】 每日 1 剂，代茶温服。每次在行经前 3 ～ 5 天开始饮用，行经即止。

【功效】 温经理气，止痛。适用于气滞之痛经。

◎ 茜草行滞茶

【材料】 茜草根 5 克，香附 5 克，枳壳 5 克，蒲黄 5 克。

【制法】 将以上前 3 味研碎，与蒲黄共用沸水冲沏，盖闷 15 分钟即成。

【用法】 每日 1 剂，代茶饮。每次在行经前 3 天开始饮用，行经即止，持续服用半年。

【功效】 行血导滞，调经止痛。适用于气滞血瘀所致的痛经。

◎ 玫瑰花茶

【材料】 玫瑰花（干品）15 克。

【制法】 沸水冲泡即成。

【用法】 代茶频饮。

【功效】 理气解郁，和血散瘀。适用于经期腹痛，特别适用于肝郁气滞型痛经。

◎ 山楂红花茶

【材料】 山楂 6 克，红花 3 克，红糖适量。

【制法】 将山楂去核，切成片，与其余 2 味共用沸水冲泡，盖闷 15 分钟即成。

【用法】 每日 1 剂，代茶频饮，直至味淡。

【功效】 活血除瘀，调经止痛。适用于血瘀型痛经。

◎ 开郁香附茶

【材料】 香附 15 克，醋适量。

【制法】 先将香附用醋微炒，研为末，装入净纱布袋中，再用沸水冲泡，盖闷 15 ～ 20 分钟即成。

【用法】 每日 1 剂，代茶饮。

【功效】 理气解郁，止痛调经。适用于气滞型痛经、月经不调等症。

◎ 泽兰红花茶

【材料】 泽兰 6 克，红花 3 克，红糖适量。

【制法】 先将泽兰切碎，再与红花共用沸水冲泡，盖闷 10 分钟后，加入红糖，搅溶即成。

【用法】 每日 1 剂，代茶频饮，直至味淡。

【功效】 活血化瘀，调经止痛。适用于血瘀型痛经、月经不调等症。

◎ 玉兰花饮

【材料】 玉兰花 10 朵。

【制法】 将玉兰花加入适量水煎沸 10 分钟即成。

【用法】 一次饮用，连续 10 日。

【功效】 活血止痛。适用于血瘀型痛经。

◎ 红花茶

【材料】 红花 5 克，檀香 5 克，红糖 25 克，绿茶 1 克。

【制法】 将 4 味以开水冲泡或以水煎。

【用法】 代茶饮。

【功效】 活血通经，散瘀止痛。适用于血瘀型痛经。

◎ 山楂姜枣饮

【材料】 山楂 50 克，生姜 15 克，大枣 15 枚。

【制法】 将以上药物水煎。

【用法】 每日 1 剂，分 2 次服。

【功效】 活血化瘀，温经止痛，行气导滞。适用于血瘀型痛经。

药粥

◎ 茉莉玫瑰粥

【材料】 茉莉花 10 克，玫瑰花 15 克，粳米 100 克，红糖适量。

【制法】 将茉莉花和玫瑰花分别除去枝梗，洗净焙干，共研成细末。将粳米淘净入锅，加 1000 毫升清水，待大火烧开后，转用小火慢熬成粥，加入茉莉花、玫瑰花末及红糖，熬溶即成。

【用法】 每日 1 剂，连服 3 ～ 4 天。

【功效】 理气解郁。适用于气滞型痛经。

◎ 养血止痛粥

【材料】 黄芪 15 克，当归 15 克，泽兰 10 克，白芍 15 克，大米 100 克，红糖适量。

【制法】 将黄芪、当归、白芍与泽兰煎煮 15 分钟，去渣取汁，放入大米煮粥，将熟烂时加入适量红糖即成。

【用法】 早、晚温热食用，在月经前连服 7 天。

【功效】 补气血，健脾胃，止疼痛。适用于气血虚弱型痛经。

◎ **当归大枣粥**

【材料】 当归 15 克，大枣 5 枚，白糖 20 克，大米 50 克。

【制法】 将当归用温水浸泡片刻，加入 200 毫升清水，先煎取浓汁 100 毫升，去渣取汁，与淘洗干净的大米、大枣和白糖一同加入适量的水，煮至粥即成。

【用法】 每日早、晚温热服用，10 天为 1 个疗程。

【功效】 补血调经，活血止痛，润肠通便。适用于血瘀及气血虚弱型痛经。

◎ **吴茱萸粥**

【材料】 吴茱萸 2 克，生姜 2 片，葱白 2 茎，大米 50 克。

【制法】 将吴茱萸研为细末备用；将淘洗干净的大米入锅，加入 500 毫升清水，用大火烧开，再转用小火熬煮至米熟，加入吴茱萸末及生姜、葱白，共煮为粥即成。

【用法】 每日服 1 剂，3 ～ 5 天为 1 个疗程。

【功效】 温中散寒，补脾暖肾，止痛止吐。适用于虚寒性痛经等。

◎ **地黄桃仁粥**

【材料】 生地黄 30 克，桃仁 21 个，桂心 10 克，生姜 2 克，黄酒 5 克，粳米 100 克。

【制法】 将桃仁去皮尖，桂心研成细末备用；再将生地黄、桃仁、生姜加黄酒绞取汁液；将粳米淘洗干净，加入清水煮成粥，加入桃仁和药汁，再继续煮至粥稠，调入桂心末，搅匀即成。

【用法】 每日服 1 剂，分顿食用。

【功效】 活血行瘀，润燥滑肠，清热生津，凉血止血。适用于血瘀型痛经。

◎ 羊肉苁蓉粥

【材料】 鲜肉苁蓉 25 ～ 50 克，大米 100 克，羊肉 50 克。

【制法】 将鲜肉苁蓉刮去鳞，用酒洗，煮熟后切薄片，与大米、羊肉同煮成粥，加入调味品即成。

【用法】 每日 1 次，连服 3 ～ 4 天。

【功效】 温补下元，暖子宫。适用于冬季妇女虚寒性痛经、不孕症。

◎ 桃仁山楂荷叶粥

【材料】 桃仁 8 克，山楂 8 克，贝母 8 克，荷叶半张，大米 60 克。

【制法】 先将桃仁、山楂、贝母、荷叶洗净，切碎，加清水煮沸 30 分钟，去渣，再取汁与淘洗干净的大米一同放入锅中，用大火煮开后转用小火煮至粥即成。

【用法】 每日早、晚餐食用。

【功效】 活血养颜，清热解毒。适用于血瘀型痛经等。

◎ 艾叶生姜粥

【材料】 干艾叶 6 克，生姜 10 克，粳米 50 克，红糖适量。

【制法】 将艾叶与生姜洗净加入适量水煎汁去渣，汁与粳米、红糖同煮粥即成。

【用法】 温热服用，每日 1 剂，连服 5 天。

【功效】 温中散寒，调经理气。适用于气滞寒凝型痛经。

◎ 茉莉花粥

【材料】 茉莉花 30 克（鲜品 60 克），粳米 100 克。

【制法】 将洁净的茉莉花用开水烫熟之后捞出残渣，药汁与淘洗干净的粳米同煮粥。

【用法】 每日 1 剂，分顿食用。

【功效】 疏肝理气，健脾运湿，化浊宽中。适用于气滞型痛经。

药汤

◎ 姜枣花椒汤

【材料】 生姜 25 克，大枣 30 克，花椒 100 克。

【制法】 将生姜去皮洗净切片，将大枣洗净去核，与花椒一起装入瓦煲中，加适量清水，用文火煎剩大半碗，去渣留汤即成。

【用法】 饮用，每日 1 剂，分 2 次温服，3 ～ 5 剂为 1 疗程，行经前 3 天开始服用。

【功效】 温中止痛。适用于虚寒性痛经。

◎ 山楂葵花子仁红糖汤

【材料】 山楂 50 克，葵花子仁 50 克，红糖 100 克。

【制法】 将以上用料一齐放入锅中加入适量清水同煎或炖，去渣取汤即成。

【用法】 行经前 2 ～ 3 天饮用，日服 1 剂，分 2 次服用。

【功效】 补中益气，健脾益胃，和血悦色。适用于气血两虚型痛经。

◎ 桂枝山楂红糖汤

【材料】 桂枝 9 克，山楂肉 30 克，红糖 30 克。

【制法】 将桂枝、山楂肉放入锅中，加 400 毫升清水。用文火煮至300 毫升，然后加红糖，再煮片刻即成。

【用法】 每日 1 剂，分 2 次服用，5 剂为 1 疗程，行经前 3 天开始服用。

【功效】 温中止痛。适用于寒湿凝滞型痛经。

◎ 茴香姜汤

【材料】 小茴香 15 克，生姜 20 克，红糖 50 克。

【制法】 将小茴香、生姜洗净，以水煎，加入红糖即成。

【用法】 每日 1 剂，可以连服 2 ~ 3 剂。

【功效】 温中止痛。适用于寒湿凝滞型痛经。

◎ 姜枣红糖汤

【材料】 干姜 30 克，大枣 30 克，红糖 30 克。

【制法】 将大枣去核洗净，干姜洗净切片，加红糖同煎即成。

【用法】 每日服 2 次，温热服。

【功效】 补脾胃，温中益气。适用于寒湿凝滞型、气血虚弱型痛经。

◎ 香花菜蛋花汤

【材料】 鲜香花菜 30 ~ 60 克，鸡蛋 1 枚，精盐适量。

【制法】 将鲜香花菜洗净入锅，加入 800 毫升清水，煎至 400 毫升，去渣，鸡蛋去壳后打散，加入汤中煮熟，加入精盐调味，即成。

【用法】 每日服 1 剂。

【功效】 健胃、理气、止痛。适用于虚寒性痛经等。

◎ 当归生姜羊肉汤

【材料】 羊肉 500 克，当归 60 克，黄芪 30 克，生姜 5 片。

【制法】 羊肉切成小块，与当归，黄芪、生姜共炖汤，加盐及调味品即成。

【用法】 吃肉饮汤。

【功效】 益气养血。适用于气血虚弱型痛经。

药酒

◎ 丹参党参酒

【材料】 丹参 60 克，党参 30 克，白酒 50 毫升，红糖适量。

【制法】 将丹参、党参入白酒中泡 30 天。月经前，加白糖调服。

【用法】 每次 10 ～ 20 毫升，每日 2 ～ 3 次，连服 3 ～ 4 天。

【功效】 活血化瘀。适用于血瘀型痛经。

◎ 归芪酒

【材料】 当归 100 克，黄芪 100 克，大枣 50 克。

【制法】 将以上药物共置绢袋内，投入盛酒容器，加酒 1000 毫升，加盖密封浸泡，每日搅 1 次，10 ～ 15 天后开坛；滤去药渣备用。

【用法】 每日 2 次，每次 10 毫升，经前 5 天开始服。

【功效】 补气养血。适用于气血虚弱型痛经。

◎ 姜糖酒

【材料】 生姜 100 克，红糖 100 克，黄酒 1000 毫升。

【制法】 将生姜切碎，置容器中，加入红糖和黄酒，密封，浸泡 7 天后，过滤去渣即成。

【用法】 每次服 20 ～ 30 毫升，日服 2 次。

【功效】 益脾温经，发表散寒。适用于寒证性痛经。

◎ 当归延胡索酒

【材料】 当归 15 克，延胡索 15 克，制没药 15 克，红花 15 克，白酒 1000 毫升。

【制法】 将前 4 味捣碎后，装入布袋，置容器中，加入白酒，密封，浸泡 7 天后过滤去渣，即成。

【用法】 经前 1 周开始服用，每次空腹 10 ～ 15 毫升，每日服 2 次。

【功效】 活血行瘀，调经止痛。适用于经前型痛经。

◎ 山楂止痛酒

【材料】 山楂（切片晒干去核）100 克，60 度白酒 300 毫升。

【制法】 将山楂置容器中，加入白酒，密封，浸泡 7 天后，备用。取用前再加入 200 毫升白酒。

【用法】 每次服 10 ~ 20 毫升，每日服 2 次。

【功效】 健脾，活血，消除疲劳。适用于痛经，身体疼痛。

◎ 红花酒

【材料】 川红花 120 克，60 度白酒 400 毫升。

【制法】 将川红花洗净，置容器中，加入白酒，密封，每日振摇 1 次，浸泡 7 天后，过滤去渣，即成。

【用法】 每次服 10 毫升，也可兑凉开水等量服或加红糖适量服，每日服 2 次。

【功效】 活血化瘀。适用于妇女冲任虚寒，血瘀性痛经。

◎ 凤仙酒

【材料】 白凤仙花 120 克，黑豆 60 克，白酒 500 毫升。

【制法】 将黑豆炒香，与凤仙花一同置容器中，加入白酒，密封，浸泡 7 天之后，过滤去渣，即成。

【用法】 月经来潮前 7 天开始服。每次服 20 毫升，每日早、晚各服 1 次。

【功效】 和血调经。适用于痛经、月经不调。

◎ 益母草酒加减

【材料】 益母草 100 克，丹参 30 克，延胡索 50 克，小茴香 50 克，白酒 700 毫升。寒凝痛经小茴香加倍；气血虚损丹参加倍，加入黄芪 30 ~ 50 克。

【制法】 将前 4 味研为粗末，置容器中，加入白酒，密封，浸泡 7 ~ 14 天后，过滤去渣，即成。

【用法】 月经来潮前 5 天开始服。每次服 15 ~ 30 毫升，或兑白开水等量服，或加红糖适量矫味服，每日服 2 次。

【功效】 活血化瘀，行气止痛。适用于各型痛经。

保健菜肴

◎ 姜艾煮鸡蛋

【材料】 艾叶 9 克，生姜 15 克，鸡蛋 2 枚。

【制法】 将艾叶、生姜洗干净，艾叶切断，生姜用刀切碎，与鸡蛋一起放入锅中，加入 300 毫升清水，同煮。鸡蛋熟后去壳，再放入原汤煮 5 分钟即成。

【用法】 趁热饮汤吃蛋，每日 1 次，5 剂为 1 疗程，行经前 3 天开始服用。

【功效】 补脾胃，温中益气。适用于寒湿凝滞型痛经。

◎ 川芎桂枝蛋

【材料】 川芎 10 克，桂枝 5 克，鸡蛋 1 枚。

【制法】 将以上 3 味一同加入适量清水同煮，煮至蛋熟后去壳，入药液再煮片刻，即成。

【用法】 吃蛋喝汤，日服 1 剂，连服 7 天。

【功效】 温经散寒，祛湿调经。适用于寒湿凝滞型痛经。

◎ 玄胡益母草煮鸡蛋

【材料】 玄胡 20 克，益母草 50 克，鸡蛋 2 枚。

【制法】 将以上 3 味加入适量清水同煮，待鸡蛋熟后去壳，再放回锅中煮 20 分钟左右即成。

【用法】 饮汤吃鸡蛋。

【功效】 通经、止痛经、补血、润肤。适用于气血虚弱型痛经。

◎ 归杞蛋

【材料】 枸杞子 15 克，当归 15 克，大枣 5 克，鸡蛋 2 枚。

【制法】 将以上前 3 味加入适量清水，一同用小火煎煮约 30 分钟，再将鸡蛋敲破去壳放入，再炖片刻成荷包蛋，即成。

【用法】 吃蛋喝汤，日服 1 次。

【功效】 补益气血，养胞止痛。适用于气血虚弱之痛经。

◎ 归芪墨鱼片

【材料】 墨鱼 300 克，生姜 30 克，黄芪 20 克，当归 10 克，植物油、精盐、淀粉、麻油各适量。

【制法】 将当归、黄芪放入锅，加入适量清水，大火煮沸后改用小火煮 30 分钟，去渣留汁备用。墨鱼洗净切成片。然后炒锅上火，放油烧热，放入墨鱼片和生姜丝同炒，加入精盐适量，加入归芪汁及少许淀粉勾芡，淋上麻油，出锅装盘即成。

【用法】 佐餐当菜，在 2 天内吃完。

【功效】 益气养血，温中散寒。适用于气虚血弱型痛经。

◎ 桂花香蕉球

【材料】 香蕉 250 克，豆沙馅 150 克，桂花 5 克，白糖 100 克，面粉 50 克。

【制法】 先将香蕉去皮压成泥。将面粉放入碗内，加入适量清水，调成浆糊，拌入香蕉泥内，调和均匀，搓条，揪成小剂子，按平。然后将豆沙馅拌入桂花，均匀地包入小剂子中，团圆成香蕉球，码放在盘内，上笼蒸 10 分钟左右，出笼，滗出水分，备用。备汤碗一个，将糖入锅，加入适量清水烧开，撇去浮沫，将糖水盛入汤碗内，下香蕉球即成。

【用法】 佐餐食用。

【功效】 活血养血。适用于血瘀及气血虚弱型痛经。

◎ 麻条香蕉

【材料】 香蕉 250 克，熟芝麻粉 30 克，鸡蛋、植物油、白糖各适量。

【制法】 先将香蕉去皮，切成 4 厘米长的段，再改成 1 厘米宽的条，要求整齐，用蛋清糊裹一下。然后炒锅上中火，放油烧至五成熟，下香蕉条炸透，倒入漏勺。炒锅留少许底油，将白糖下油锅烧开，炒成液状能够拔出丝时将香蕉下锅，颠翻挂匀汤汁，将芝麻粉撒上，装在抹油的盘中即成。

【用法】 趁热食用。

【功效】 健脾润肠，活血养血。适用于血瘀血虚型痛经。

◎ 鲜蘑鲜桃仁

【材料】 桃仁 200 克，鲜蘑菇 500 克，食盐 10 克，绍酒 10 克，白糖 7.5 克，淀粉 15 克，鸡汤 250 毫升，鸡油 50 克。

【制法】 将鲜蘑根部的皮刮掉，用开水烫一下捞出，以冷水洗净；鲜桃仁去皮洗净，用冷水泡后上屉蒸熟。用鸡油和鸡汤加食盐、绍酒、白糖，上火煮开，再加鲜蘑和桃仁，煮沸之后用淀粉勾芡，装入盘内即成。

【用法】 佐餐食用。

【功效】 生津润肠，活血消积，理气开胃。适用于便秘、闭经、痛经、慢性阑尾炎等。

熏 洗 法

◎ 方 1

【组方】 白芥子 15 克，吴茱萸 15 克，丁香 15 克。

【用法】 将以上药物研碎，加清水浸泡煎煮 20 ~ 25 分钟，滤出药液，倒入盆内温热时浴足。每日 1 次，每次 20 ~ 30 分钟。

【功效】 散寒止痛。适用于寒湿凝滞型痛经。

◎ 方 2

【组方】 鸡冠花 10 克，寻骨风 10 克，月季花 30 克。

【用法】 将以上药物研碎，加水浸泡煎煮 25 分钟，滤去药渣，趁温热浴足。每日 1 次，每次 20 ~ 30 分钟。

【功效】 活血调经，止痛。适用于血瘀型痛经。

◎ 方 3

【组方】 鸡血藤 100 克，香附 10 克，红花 10 克，牛膝 9 克，益母草 30 克。

【用法】 将以上药物水煎取汁浴足，每日 1 次。

【功效】 养血活血，调经止痛。适用于血瘀型痛经。

◎ 方 4

【组方】 艾叶 35 克，食盐 12 克。

【用法】 将二味水煎，温洗腰腹部，每日 1 次。

【功效】 温经止血，散寒止痛。适用于寒凝所致痛经。

◎ 方 5

【组方】 益母草 20 克，香附 20 克，乳香 20 克，艾叶 30 克，川牛膝 10 克，桂枝 10 克。

【用法】 将以上药物研碎，加水煎煮 20 分钟，滤取药液，趁热先熏足后浸浴双足，每次 10 ~ 15 分钟。

【功效】 活血行气，散寒止痛。适用于气滞血瘀、寒凝所致痛经。

◎ 方 6

【组方】 茺蔚子 10 克，通草 10 克，川牛膝 10 克，地骨皮 10 克，知母 10 克，黄柏 10 克，益母草 30 克。

【用法】 将以上药物研碎，加水浸透煎煮 20 ~ 25 分钟，滤去药渣，倒入盆内温热浴足。每日 1 次，每次 20 ~ 30 分钟。

【功效】 清热燥湿，活血调经。适用于血瘀、经血寒湿所致痛经。

◎ 方 7

【组方】 莪术 50 克，三棱 50 克，五灵脂 40 克，桂枝 30 克，川芎 20 克。

【用法】 将以上药物用水煎煮 30 分钟左右，去渣取汁，再倒入泡脚桶中。泡脚 30 分钟（先熏蒸后再泡，效果更佳），每晚 1 次。于经前 10 天左右开始泡足，直至月经结束。

【功效】 破血行气，消积止痛。适用于气滞血瘀型痛经。

◎ 方 8

【组方】 益母草 30 克，车前草 30 克，茺蔚子 10 克，黄柏 10 克，牛膝 10 克，通草 10 克。

【用法】 将以上药物用水煎，浴足，每日 1 次。

【功效】 活血调经，清热利尿。适用于血瘀型痛经。

◎ 方 9

【组方】 乌药 10 克，砂仁 10 克，延胡索 10 克，木香 10 克，香附 10 克。

【用法】 将以上药物用水煎，浴足，每日 1 次。

【功效】 活血行气，调经止痛。适用于气滞血瘀型痛经。

◎ 方 10

【组方】 生山楂 50 克，蒲黄 20 克，五灵脂 20 克，川芎 20 克，青皮 15 克。

【用法】 将以上药物用水煎煮 30 分钟左右，去渣取汁，再倒入泡脚桶中，泡脚 30 分钟（先熏蒸后再泡，效果更佳），每晚 1 次。于经前 10 天左右开始泡足，直至月经结束。

【功效】 行气散瘀，止痛。适用于气滞血瘀型痛经。

◎ 方 11

【组方】 益母草 100 克，延胡索 30 克，红花 15 克，桃仁 30 克，白芷 10 克。

【用法】 将以上药物用水煎煮 30 分钟左右，去渣取汁，再倒入泡脚桶中，泡脚 30 分钟（先熏蒸后再泡，效果更佳），每晚 1 次。于经前

10 天左右开始泡足，直至月经结束。

【功效】 活血行气，调经止痛。适用于气滞血瘀型痛经。

◎ 方 12

【组方】 夏枯草 20 克，益母草 18 克，香附 15 克，乳香 12 克，没药 12 克。

【用法】 将以上药物用少量清水浸泡 30 分钟，加水 2000 毫升煎汤，煮沸 20 分钟后，去渣取汁，待温后浴足。每日睡前 1 次，每次 30 分钟，日换药 1 剂，每月行经前开始浴足，至月经结束停止。

【功效】 活血散瘀，行气止痛。适用于气滞血瘀型痛经。

◎ 方 13

【组方】 益母草 18 克，香附 15 克，元胡 12 克，茜草 12 克，陈皮 8 克。

【用法】 将以上药物用少量清水浸泡 30 分钟，加水 2000 毫升煎汤，煮沸 20 分钟后，去渣取汁，待温后浴足。每日睡前 1 次，每次 30 分钟，日换药 1 剂，每月行经前开始浴足，至月经结束停止。

【功效】 活血散瘀，理气宽中，调经止痛。适用于气滞血瘀型痛经。

◎ 方 14

【组方】 香附 30 克，延胡索 30 克，五灵脂 20 克，蒲黄 20 克，当归 15 克，桃仁 20 克，川芎 15 克。

【用法】 将以上药物用水煎煮 30 分钟左右，去渣取汁，再倒入泡脚桶中，泡脚 30 分钟（先熏蒸后再泡，效果更佳），每晚 1 次。于经前 10 天左右开始泡足，直至月经结束。

【功效】 活血散瘀，调经止痛。适用于血瘀型痛经。

◎ 方 15

【组方】 丹参 60 克，艾叶 30 克，桃仁 20 克，小茴香 15 克。

【用法】 将以上药物用少量清水浸泡 30 分钟，加水 2000 毫升煎汤，煮沸 20 分钟后，去渣取汁，待温后浴足。每日睡前 1 次，每次 30 分钟，日换药 1 剂，每月行经前开始浴足，至月经结束停止。

【功效】 活血祛瘀，散寒止痛。适用于血瘀、寒凝所致痛经。

◎ 方 16

【组方】 垂盆草 40 克，红藤 30 克，丹参 30 克，败酱草 20 克，青皮 15 克。

【用法】 将以上药物加入少量清水浸泡 30 分钟，加水 2000 毫升煎汤，煮沸 20 分钟后，去渣取汁，待温后浴足。每日睡前 1 次，每次 30 分钟，日换药 1 剂。每月行经前开始浴足，至月经结束停止。

【功效】 清心除烦，活血止痛。适用于气滞血瘀型痛经。

◎ 方 17

【组方】 当归 30 克，白芍 30 克，山茱萸 12 克，山药 15 克，巴戟天 20 克，甘草 10 克，延胡索 6 克。

【用法】 将以上药物加入清水 1500 毫升，用武火煮沸后换文火再煎 20 分钟，将药液倒入盆内，趁热熏蒸下腹部，待温后再反复擦洗下腹部，每次熏洗 30 分钟。每日 1 剂，每日熏洗 2 次。经前 3～5 天用此法，经行则停用。

【功效】 温补肾阳，理气止痛。适用于气滞、肾虚型痛经。

◎ 方 18

【组方】 川芎 10 克，丹参 10 克，当归 10 克，黄芪 15 克，枸杞子 15 克，香附 12 克，白芍 30 克，甘草 9 克。

【用法】 将以上药物加入清水 1500 毫升，煮沸 10 分钟，将药液倒入盆内，趁热熏蒸下腹部，待温时反复擦洗下腹部，每次熏洗 30 分钟。于痛时用药，每日 1 剂，每日熏洗 2 次。经前 3～5 天用此法，经行则停用。经行之时如果痛甚，可只熏不洗。

【功效】 补气养血。适用于气血虚弱型痛经。

◎ 方 19

【组方】 益母草 15 克，桃仁 15 克，延胡索 15 克，香附 15 克。

【用法】 将以上药物加入清水 1000 毫升，煮沸 15 分钟，将药液倒入盆内，趁热熏蒸下腹部，待温时反复擦洗下腹部，每次熏洗 30 分钟。于经前 5 日用药，每日 1 剂，每日熏洗 2 次。经前 3 ~ 5 天用此法，经行则停用。经行之时如果痛甚，可只熏不洗。

【功效】 活血散瘀，理气止痛。适用于气滞血瘀型痛经。

◎ 方 20

【组方】 小茴香 15 克，艾叶 15 克，延胡索 9 克，益母草 6 克。

【用法】 将以上药物加入清水 1000 毫升，煮沸 10 分钟，将药液倒入盆内，趁热熏蒸下腹部，待温时反复擦洗下腹部，每次熏洗 30 分钟。每日 1 剂，每日熏洗 2 次。经前 3 ~ 5 天用此法，经行则停用。经行之时如果痛甚，可只熏不洗。

【功效】 散寒止痛，活血散瘀。适用于寒凝血瘀型痛经。

◎ 方 21

【组方】 山楂 30 克，红花 10 克，干姜 10 克，五灵脂 15 克，苏木 15 克，延胡索 15 克，米壳 20 克，血竭 20 克。

【用法】 将以上药物水煎，趁热先熏后浴两手，每次 20 ~ 30 分钟，每日 2 ~ 3 次。在每次使用前先加热。痛经时每天用 1 剂。

【功效】 温中散寒，活血化瘀。适用于寒凝血瘀型痛经。

按摩法

【取穴】 鱼际、关元、气海、肾俞、命门穴、三阴交、足三里等穴。

【方法】 首先将两手搓热，然后在小腹部按顺时针方向抚摩 150 次。以手掌的小鱼际部位，揉关元、气海穴，约 2 分钟。双手搓热，交替搓擦肾俞、命门穴。待发热后 1 分钟，移至骶部搓擦 2 分钟。以食指点揉三阴交、足三里穴，各 1 分钟。仰卧，双脚蹬空，动作像骑自行车一样，约2分钟。仰卧，屈腿，挺腹抬臀，上提肛门，约2分钟。仰卧，伸直双腿并抬高，坚持数秒钟，然后放松，放下。反复做10次。调整、顺畅呼吸，结束。

【功效】理气活血，补益肝肾，调经止痛。适用于各型痛经。

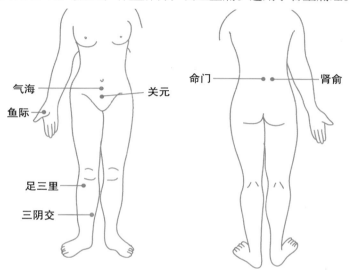

敷 贴 法

◎ 方 1

【组方】当归50克，吴茱萸50克，肉桂50克，细辛50克，乳香50克，没药50克，樟脑3克。

【制法及用法】将以上前4味加水煎汤2次，合并煎液，浓缩成糊状，倒入95%乙醇的乳香、没药液中，浓缩成膏后烘干研为细末，加樟脑混匀。在月经前3天取药末5克，以黄酒调成糊

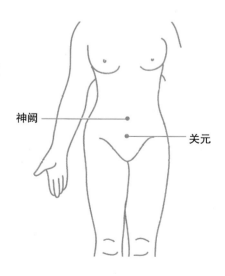

状，敷于神阙穴或脐下关元穴，然后用消毒纱布覆盖，再用胶布固定，药干则再换药 1 次。月经 3 天后取下，每月 1 次，连续使用，调养痊愈为度。

【功效】 温经散寒，活血止痛。适用于虚寒性痛经。

◎ 方 2

【组方】 石菖蒲 30 克，香白芷 30 克，公丁香 9 克，精盐 500 克。

【制法及用法】将以上前 3 味共研细末，食盐入锅炒至干燥，再将药末和入，拌炒片刻，装在厚毛巾袋中。趁热熨脐部及腹痛部，凉后再炒再熨，每次 20 ~ 30 分钟。

【功效】 温经散寒，止痛。适用于虚寒性痛经。

◎ 方 3

【组方】 巴戟天 9 克，肉桂 6 克，香附 12 克，狗脊 9 克，杜仲 12 克。

【制法及用法】将上药研为细末，以陈醋或者米酒调匀，放入砂锅中炒热，装入厚布袋中熨脐部，布袋内的药物冷却之后，再炒热敷熨。每天敷熨 1 次，每次 30 ~ 45 分钟。

【功效】 温补肾阳。适用于肾气亏损型痛经。

◎ 方 4

【组方】 黄芪 12 克，茯苓 12 克，白术 12 克，白芍 12 克，当归 12 克，川芎 12 克，肉桂 10 克，甘草 10 克。

【制法及用法】将上药研为极细末备用。每次取 5 克，以黄酒调为糊状，敷于肚脐上，外用胶布固定。每 2 天换药 1 次，自月经停止开始用药。

【功效】 补气血，止疼痛。适用于气血虚弱型痛经。

◎ 方 5

【组方】 炒茴香 15 克，干姜 10 克，延胡索 6 克，炒五灵脂 15 克，没药 12 克，川芎 12 克，当归 12 克，生蒲黄 20 克，肉桂 20 克，赤芍 20 克。

【制法及用法】将上药研为极细末备用。用时取适量，以醋调为糊状，敷于肚脐上，外用胶布固定。在月经前 3 ～ 5 天开始用药，每次用药 3 克，每 2 天换药 1 次，经净停止用药。每次换药时用淡盐水清洗肚脐。

【功效】 活血化瘀，行气导滞。适用于气滞血瘀型痛经。

◎ 方 6

【组方】 小茴香 30 克，生蒲黄 12 克，肉桂 12 克，赤芍 12 克，干姜 30 克，炒五灵脂 15 克。

【制法及用法】将上药研为极细末备用。每次取药末 3 克，以醋或者酒调为糊状，敷于肚脐上，外用胶布固定。在月经前 3 ～ 5 天开始用药，每天换药 1 次，经净停止用药。

【功效】 温经散寒，活血化瘀。适用于寒凝血瘀型痛经。

刮痧法

【取穴】 关元、中极、子宫、血海、三阴交、次髎、期门、归来、内关、地机、光明、阳辅、气海、水道、阴市、命门、中脘、足三里、心俞、肝俞、脾俞、肾俞、太冲、太溪等穴。

【方法】 患者取仰卧位，刮拭关元、中极、子宫、血海、三阴交穴。患者取俯卧位，刮拭肝俞、次髎穴，视病情虚实，分别施用不同的补泻刮法。气滞血瘀者，仰卧位加刮期门、归来、内关、地机、光明、阳辅穴。寒湿凝滞者，仰卧位加刮气海、水道、阴市穴。俯卧位加刮命门穴。气血虚弱者，仰卧位补法加刮中脘、气海、足三里穴，仰卧位补法加刮心俞、脾俞穴。肝肾不足者，仰卧位补法加刮太冲、太溪穴，俯卧位加刮肾俞穴。

【功效】 活血散瘀，温经和营，补血调经。适用于各型痛经。

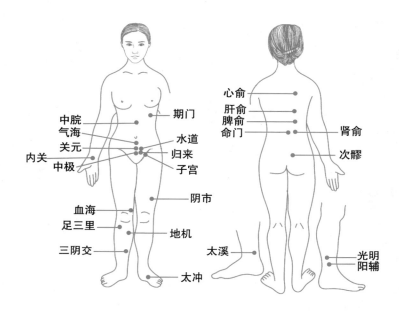

中脘
气海
关元
内关
中极

期门
水道
归来
子宫

阴市
血海
足三里
地机
三阴交
太冲

心俞
肝俞
脾俞
命门
肾俞
次髎
太溪
光明
阳辅

拔罐法

◎ **方法1**

【取穴】 中极、水道、三阴交等穴。

【方法】 患者取卧位。中极、水道采用单纯拔罐法，留罐 10～15 分钟。三阴交用抽气罐。经前痛或是经后痛患者在拔罐后加温灸。经期痛用针刺后拔罐或用刺络拔罐法。每日或隔日 1 次。均于月经来潮之前 4 日开始施术 1 周，一个月经周期为一个疗程。

【功效】 温中散寒，调经止痛。适用于寒湿凝滞型痛经。

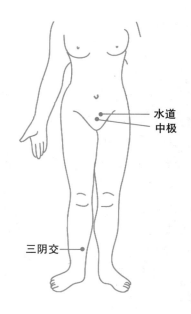

水道
中极
三阴交

◎ **方法 2**

【取穴】 一组：天枢、关元、水道穴。二组：肝俞、三阴交穴。三组：脾俞、肾俞、气海穴。

【方法】 每次选用一组穴，交替使用。留罐 10 ~ 15 分钟。每日 1 次，经前进行拔罐，连续拔罐 5 ~ 7 日。

【功效】 疏肝解郁，祛湿散寒。适用于寒湿凝滞型痛经。

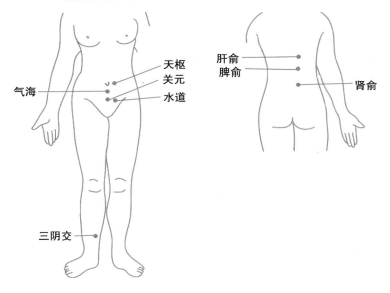

◎ **方法 3**

【取穴】 气海、足三里、脾俞、三阴交、子宫等穴。

【方法】 经期痛用针刺后拔罐或刺络拔罐法。每日或隔日 1 次。经后痛拔罐后加温灸。均在月经来潮之前 4 日开始施术 1 周，一个月经周期为一个疗程。

【功效】 补气养血，调经止痛。适用于气血虚弱型痛经。

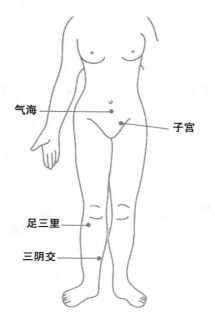

气海

子宫

足三里

三阴交

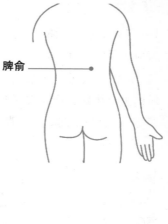

脾俞

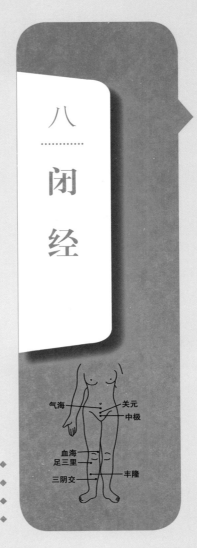

八

闭

经

病因

症状

预防

调养

凡是年满 18 周岁而月经尚未来潮者，称为原发性闭经；凡是以往已建立周期性月经，而现在非生理性的停经达到或超过 3 个月者，称为继发性闭经。正常月经的建立有赖于丘脑下部 – 脑垂体 – 卵巢轴的神经内分泌调节，以及靶器官子宫内膜对性激素的周期性反应，其中任何环节发生故障，都有可能导致闭经。

病　因

（1）肝肾不足　因禀赋不足、房劳多产、久病等伤肾导致精血不足，无血可下。

（2）气血虚弱　劳伤心脾或者大病、久病失血等以致冲任大虚，无血可下。

（3）阴虚血燥　素体阴虚或者久病伤阴，阴虚血燥或精亏阴竭而致虚劳闭经。

（4）气滞血瘀　七情内伤，气血瘀滞或经、产受寒，寒凝血脉而致闭经。

（5）痰湿阻滞　肥胖痰湿阻络而致闭经。

症　状

（1）肝肾不足　闭经或由经少渐至闭经，体质虚弱，腰酸腿软，头晕耳鸣。舌红，脉细弱。

（2）气血虚弱　闭经，头晕目花，神疲气短，面色萎黄，形体瘦弱。舌淡，脉细数。

（3）**阴虚血燥** 闭经，五心烦热，两颧潮红，低热盗汗，或者咳嗽吐血。舌红少苔，脉细数。

（4）**气滞血瘀** 闭经，抑郁烦怒，胸胁胀满，少腹胀痛或拒按。舌紫，脉弦。

（5）**痰湿阻滞** 闭经，肥胖多痰，胸胁满闷，倦怠浮肿，带多黏腻。苔白腻，脉滑。

预 防

（1）积极调养月经后期、月经量少等疾病。

（2）保持心情舒畅，避免过度精神紧张，减少精神刺激。

（3）适当地进行体育锻炼和体力劳动，增强体质，保证气血的正常运行。

（4）调节饮食，注意蛋白质等营养物的摄入，避免过分节食或减肥，造成营养不良引发本病。

（5）注意经期及产褥期保健，切勿冒雨、涉水或过劳等。

（6）保持规律的性生活。

（7）保持合理的作息时间。

调 养

中药方剂

◎ **归肾丸加减**

【材料】 熟地黄12克，怀山药12克，山茱萸9克，茯苓10克，当归10克，枸杞子10克，杜仲12克，菟丝子10克，怀牛膝10克，香附9克。经闭中药调养过程中，发现乳胀、下腹隐痛者，是月经将行之先兆：可加柴胡9克，郁金9克，路路通12克，穿山甲12克（先煎），苏梗9克。经期者：加赤芍12克，路路通12克，红花6克，鸡血藤9克。

【制法】 将以上药物加清水早晚各煎1次，取汁。

【用法】 每日 1 剂。早晚各 1 次，温热口服。

【功效】 补肾养肝通经。适用于肝肾不足之闭经。

◎ 启宫丸加减

【材料】 制半夏 12 克，香附 10 克，苍术 10 克，陈皮 6 克，茯苓 15 克，川芎 6 克，丹参 15 克，红花 6 克，石菖蒲 9 克，皂角刺 9 克。基础体温单相者：加锁阳 9 克，肉桂 3 克（后下），蛇床子 10 克，淫羊藿 9 克。肥胖浮肿者：加猪苓 15 克，泽泻 12 克，薏苡仁 10 克。夹瘀者：加莪术 12 克，三棱 10 克，炮山甲 10 克。

【制法】 将以上药物加清水早晚各煎 1 次，取汁。

【用法】 每日 1 剂。早晚各 1 次，温热口服。

【功效】 豁痰除湿通经。适用于痰湿阻滞之闭经。

◎ 膈下逐瘀汤加减

【材料】 乌药 10 克，当归 9 克，川芎 9 克，赤芍 12 克，桃仁 9 克，红花 9 克，枳壳 12 克，延胡索 12 克，丹皮 9 克，炙甘草 5 克，制香附 9 克。腹胀坠者：加木香 9 克，小茴香 6 克。

【制法】 将以上药物加清水早晚各煎 1 次，取汁。

【用法】 每日 1 剂。早晚各 1 次，温热口服。

【功效】 理气活血通经。适用于气滞血瘀之闭经。

◎ 秦艽鳖甲煎加减

【材料】 炙鳖甲 15 克(先煎)，丹参 15 克，秦艽 12 克，地骨皮 10 克，青蒿 10 克，知母 10 克，银柴胡 9 克，当归 9 克，桃仁 9 克，黄芩 9 克。有结核可疑者：加百部 12 克，白薇 10 克，赤芍 9 克，生地黄 12 克。有低热者：加金银花 9 克。

【制法】 将以上药物加清水早晚各煎 1 次，取汁。

【用法】 每日 1 剂。早晚各 1 次，温热口服。

【功效】 养阴清热通经。适用于阴虚血燥之闭经。

药茶

◎ 苏木通经茶

【材料】 苏木 5 克，刘寄奴 5 克，桂心 3 克，凌霄花 5 克。

【制法】 将苏木与桂心研碎，与其余 2 味共用沸水冲泡，盖闷 15 分钟即成。

【用法】 每日 1 剂，代茶温服。

【功效】 活血除瘀，通经。适用于瘀血阻塞所致的闭经。

◎ 鸡血藤茶

【材料】 鸡血藤 20 克，红糖 50 克。

【制法】 将鸡血藤加入清水浸泡 1 小时，再加入红糖，煎煮 40 分钟。

【用法】 代茶温饮。

【功效】 行血通血，通经活络。适用于血虚型闭经。

◎ 益母草香橙茶

【材料】 益母草 50 ～ 100 克，橙子 30 克，红糖 50 克。

【制法】 益母草、橙子水煎，加入适量红糖即成。

【用法】 每日 1 剂，每月连服数次。

【功效】 舒肝调气，活血化瘀。适用于气滞血瘀型闭经。

◎ 芎膝桃红茶

【材料】 川芎 5 克，牛膝 5 克，桃仁 5 克，红花 3 克

【制法】 将以上前 3 味研碎，红花用净纱布袋盛之，4 味共用沸水冲沏，盖闷 15 分钟即成。

【用法】 每日 2 剂，代茶饮，直至味淡。

【功效】 除瘀通经。适用于瘀血阻塞所致的闭经。

◎ 红糖姜枣茶

【材料】 红糖 100 克，生姜 15 克，大枣 100 克。

【制法】 将以上 3 味用水煎煮，取汁即成。

【用法】 每日 1 剂，代茶温服。连续服用至经行即止。

【功效】 养血益气，温中祛寒。适用于血虚寒凝所致的闭经。

◎ 人参益母草茶

【材料】 人参 3 克，益母草 30 克，绿茶 1 克。

【制法】 先将人参放入砂锅，小火煎 60 分钟，取头汁；用小火水煎 60 分钟，取第 2 次药汁；再用小火水煎 60 分钟，取第 3 次药汁；将 3 次药汁合并。然后将益母草洗净，加入绿茶，放入杯中，用刚沸的开水冲泡，盖浸 5 分钟后即成。服饮时，将人参汁调入茶中混匀即成。

【用法】 空腹服用，至月经来潮时止。每日 3 次。

【功效】 大补气血，活血调经，祛湿散瘀。适用于气血虚弱型闭经。

◎ 茜草根茶

【材料】 茜草根 60 克

【制法】 将茜草根用水煎汤，取汁即成。

【用法】 每日 1 剂，分 2 次温服。

【功效】 活血化瘀，行气解郁。适用于气滞血瘀型闭经。

◎ 丹参红糖茶

【材料】 丹参 120 克，红糖 100 克。

【制法】 将以上 2 味用水煎沸 15 分钟，取汁即成。

【用法】 每日 1 剂，分 2 次温热口服。

【功效】 活血祛瘀，养血调经。适用于阴血不足、血海空虚所致的闭经。

药粥

◎ 墨鱼香菇冬笋粥

【材料】 干墨鱼 1 只，水发香菇 50 克，冬笋 50 克，猪瘦肉 100

克，粳米 100 克，胡椒粉 1 克，料酒 10 克，食盐、味精各适量。

【制法】 将干墨鱼去骨，用温水浸泡发胀，洗净后，切成丝状；猪肉、香菇及冬笋分别切成丝备用。粳米淘洗干净，下锅，加入肉丝、墨鱼、香菇、冬笋及料酒熬至熟烂，调入盐、味精及胡椒粉即成。

【用法】 佐餐食用。

【功效】 补益精气、通调月经。适用于肝肾不足型闭经。

◎ 泽兰粥

【材料】 泽兰 30 克，粳米 50 克。

【制法】 将泽兰加入清水煎汁，去渣后与淘洗干净的粳米一同煮粥即成。

【用法】 每日服 2 次，空腹食用。

【功效】 活血，行水，解郁。适用于血瘀型闭经。

◎ 糯米内金粥

【材料】 鸡内金 15 克，生山药 45 克，糯米 50 克。

【制法】 将鸡内金加入清水用文火煮 1 小时，再将糯米淘洗干净，与山药一同入锅煮粥即成。

【用法】 每日服 1 剂，分 2 次服用。

【功效】 活血通经，健胃消食。适用于气滞血瘀所导致的闭经等。

◎ 龙眼莲子粥

【材料】 龙眼肉 5 克，莲子 5 克，大枣 20 枚，糯米 100 克。

【制法】 将龙眼肉、大枣、莲子同洗净，放入砂锅中，加入适量水和糯米，文火煮粥即成。

【用法】 可作早、晚餐或上、下午点心，温热食用。

【功效】 养心宁神，健脾益气。适用于闭经气血虚弱证。

◎ 墨鱼粥

【材料】 墨鱼 250 克，粳米 100 克，桂皮粉、黄酒、红糖、味精及酱油各适量。

【制法】 先将墨鱼肉切成米粒状，加入桂皮粉、黄酒、红糖、味精及酱油等下油锅炒散。另将粳米煮成粥，再将墨鱼肉盖在米粥上，即成。

【用法】 佐餐食用。

【功效】 温肾，通经。适用于肾虚型闭经等。

药汤

◎ 桃仁牛血汤

【材料】 桃仁 10 ～ 12 克，鲜牛血（血已凝固）200 克，食盐少许。

【制法】 将牛血切成小块，与桃仁加入适量清水煲汤，食用时加入食盐少许调味即成。

【用法】 佐餐食用。

【功效】 破瘀行血，理血通经，美肤益颜。适用于血瘀型闭经、血燥、便秘等症。

◎ 木槿花鸡蛋汤

【材料】 木槿花 30 克，鸡蛋 2 枚。

【制法】 将木槿加清水煮汤，汤沸后打入鸡蛋，煮熟，即成。

【用法】 吃蛋饮汤。

【功效】 清热凉血，解毒消肿。适用于血瘀经闭，大便秘结。

◎ 赤小豆鲫鱼羹

【材料】 赤小豆 60 克，鲫鱼（约 250 克）1 条，绍酒、姜末、葱花、食盐、味精、五香粉、香油各适量。

【制法】 将赤小豆去杂，淘洗干净，用温沸水浸泡后捣烂成泥糊；鲫鱼宰杀，去鳞、鳃、内脏，洗净，沥干水，用酒搽匀，蒸熟放冷后，拆骨取肉。锅置火上，加入适量清水，武火煮沸，放入鲫鱼肉，煮至沸时加赤小豆泥，并不断搅拌，放入姜末、葱花，改以文火煨煮 30 分钟，煮成稀糊羹，加食盐、味精、五香粉，并淋入香油，拌和均匀即成。

【用法】　佐餐食用。

【功效】　健脾利水，除湿消肿。适用于脾虚水湿之闭经。

◎ 鳖甲白鸽汤

【材料】　鳖甲 30 克，白鸽 1 只，绍酒适量。

【制法】　先将白鸽去毛和内脏，将鳖甲打碎，放置白鸽腹内，加入适量清水及绍酒，放瓦盅内隔水炖熟，调味即成。

【用法】　佐餐食用。

【功效】　滋肾益气，散结通经，泽肤美颜。适用于肝肾不足之闭经。

◎ 猪骨当归汤

【材料】　当归 15 克，猪胫骨 500 克，植物油、葱、生姜、黄酒、精盐各适量。

【制法】　先将猪胫骨洗净，与洗净的当归一同入锅，加入适量清水，先用大火煮沸，再转用小火煎煮 60 分钟，加入植物油、精盐、黄酒、生姜片和葱末稍煮即成。

【用法】　温热食用。

【功效】　滋补肝肾，强健筋骨。适用于肝肾亏虚所致的筋骨酸痛、肢体麻木、齿牙不固，血虚所致的面色无华、月经量少色淡、闭经等。

◎ 墨鱼桃仁羹

【材料】　乌贼鱼 300 克，桃仁 10 个，香油、精盐各适量。

【制法】　先将乌贼鱼放盆中，倒入清水适量，浸泡 3 ~ 4 小时，去除乌贼骨、内脏，洗净，与洗净的桃仁一同放入锅内，加入适量清水，用大火烧沸，再改用小火熬至烂熟，加入精盐和香油各适量调味，即成。

【用法】　佐餐食用。

【功效】　养血滋阴，活血通经。适用于血虚瘀滞所致的妇女面色无华，月经量少色淡，经闭，月经延期等。

◎ 黑豆双红汤

【材料】 黑豆 50 ～ 100 克，红花 5 克，红糖 30 ～ 50 克。

【制法】 将前 2 味置于炖盅内，加入适量清水，隔水炖至黑豆熟透，去红花，放入红糖调匀即成。

【用法】 佐餐食用。

【功效】 滋补肝肾、活血行经、美容乌发。适用于血虚气滞型闭经。

药酒

◎ 苣荬菜白酒

【材料】 鬼箭羽 30 克，苣荬菜 30 克，白酒 500 毫升。

【制法】 将前 2 味切碎，置于容器中，加入白酒，密封，浸泡 10 天即成。

【用法】 每日服 2 次，每次服 10 毫升。

【功效】 清热利湿，活血化瘀。适用于血瘀型闭经。

◎ 月季桃红酒

【材料】 月季花 15 克，桃仁 15 克，红花 15 克，优质黄酒 500 毫升。

【制法】 将 3 种药拣杂、洗净、低温烘干，放入黄酒瓶中浸泡 7 天即成。

【用法】 每日 1 次，每次 20 毫升。

【功效】 行气活血，祛瘀通经。适用于气滞血瘀型闭经。

◎ 佛手丹参酒

【材料】 佛手 50 克，丹参 50 克，白酒 1000 毫升。

【制法】 将以上二药置于白酒内，封口浸泡 10 天，去渣即成。

【用法】 每日 1 次，每次 15 毫升。

【功效】 行气活血，化瘀通经。适用于气滞血瘀型闭经。

◎ 妇女调经酒

【材料】 月季花 30 克，丹参 20 克，当归 20 克，米酒 1500 毫升。

【制法】 将前 3 味切碎，置于容器中，加入米酒，密封，浸泡 10 天之后，过滤去渣，即成。

【用法】 每次服 30 毫升，日服 2 次。

【功效】 理气活血，调经止痛。适用于月经稀少或经闭，经来小腹痛，心烦易怒等症。

◎ 牛膝参归酒

【材料】 党参 60 克，牛膝 60 克，当归 30 克，香附 30 克，肉桂 18 克，红花 18 克，米酒 1000 毫升。

【制法】 将前 6 味切碎，置于容器中，加入米酒，密封，浸泡 7 天之后，过滤去渣，即成。

【用法】 每日早、晚各服 1 次，每次早上服 5 ～ 10 毫升，晚上服 10 ～ 20 毫升，服至月经来潮为止。若体壮善饮，每次增服 20 ～ 30 毫升，有利于缩短疗程。

【功效】 疏肝理气，温经活血。适用于肝郁血瘀之闭经，小腹胀痛或冷痛等。

◎ 益母当归酒

【材料】 益母草 200 克，当归 100 克，米酒 1000 毫升。

【制法】 将以上 2 味药切碎，置于容器中，加入米酒，密封，浸泡 7 天之后，过滤去渣，即成。

【用法】 每次服 20 毫升，日服 1 ～ 2 次。

【功效】 养血调经。适用于血虚型闭经。

◎ 牛膝红花酒

【材料】 川牛膝 50 克，红花 20 克，米酒 1000 毫升。

【制法】 将以上 2 味药切碎，置于容器中，加入米酒，密封，浸泡

7 天之后，过滤去渣，即成。

【用法】 每次服 15 ~ 30 毫升，日服 2 次。

【功效】 活血化瘀。适用于血瘀型闭经、痛经。

保健菜肴

◎ 归参蛋

【材料】 当归 15 克，党参 15 克，鸡蛋 2 枚。

【制法】 将鸡蛋洗净，煮熟去壳，再与当归、党参加清水同煮，即成。

【用法】 吃蛋饮汤。

【功效】 补气养血调经。适用于气血虚弱之闭经。

◎ 熟地炖牛肉

【材料】 牛肉 500 克，熟地黄 15 克，葱、生姜、蒜、小茴香、绍酒、白糖、酱油、食盐、味精及香油各适量。

【制法】 熟地黄洗去浮灰，放入砂锅内，加入 300 毫升清水，用文火煎煮 20 分钟，取汁备用；牛肉洗净后，切成 4 厘米方块，放入砂锅内，加入水，用大火煮沸，略煮片刻，除去血沫，用凉水洗净，沥干待用；葱、生姜、蒜切片备用。锅置火上放入油适量，油烧至六成热时，投入葱、生姜、蒜及小茴香爆出香味，随即下入牛肉略炒，再放入黄酒、白糖、酱油及食盐煸炒，炒至牛肉上色、入味后加入熟地黄汁（汁不足时可补加水），用武火煮沸后改用文火煮至牛肉熟烂，汁收干后加入味精、香油即成。

【用法】 佐餐食用。

【功效】 滋阴养血。适用于阴血亏虚所致的闭经。

◎ 鸡血藤煲鸡蛋

【材料】 鸡血藤 30 克，鸡蛋 2 枚。

【制法】 将鸡血藤与鸡蛋加两碗清水同煮，蛋熟后去壳再煮片刻，煮成 1 碗后加白砂糖少许调味，即成。

【用法】 食鸡蛋喝汤，每日 2 次。

【功效】 养血补虚，活血调经。适用于气血不足之闭经。

◎ 猪鳖肉

【材料】 鳖（甲鱼）1 只，猪瘦肉 500 克，黄酒适量。

【制法】 先将活甲鱼宰杀，去头、足、血，洗净放入砂锅内，加入猪瘦肉、黄酒，再加入适量清水，先用武火煮沸，再用文火煨至烂熟即成。

【用法】 分多次吃完，须连吃数只鳖方有效。

【功效】 补气血，养冲任。适用于冲任不足（子宫发育不良）、气血不足所致闭经。

◎ 参附木耳炖鸡

【材料】 老母鸡 1 只，黄芪 30 克，木耳 30 克，人参 6 克，当归 20 克，香附 20 克，葱、生姜、食盐及其他调味品适量。

【制法】 将老母鸡宰杀，去毛及内脏后洗净；木耳泡发洗净待用；黄芪、当归、香附用纱布包好，和人参、木耳一起装入鸡腹内缝好，放入锅中加水炖熟，加入葱、生姜、食盐及其他调味品即成。

【用法】 食肉喝汤，2 日食完，连用 5 剂。

【功效】 补气养血。适用于气血虚弱所致的闭经。

◎ 牛膝炖猪蹄

【材料】 川牛膝 15 克，猪蹄 2 只。

【制法】 将猪蹄刮净去毛，剖开两边后切成数小块，与牛膝一起放入大炖盅内，加 500 毫升清水，隔水炖至猪蹄熟烂即成。

【用法】 去牛膝，余下猪蹄肉和汤食用。

【功效】 活血通经，养颜美肤。适用于妇女气滞血瘀型闭经。

◎ 黑豆益母蛋

【材料】 黑豆 30 克，益母草 30 克，黄酒 30 毫升，鸡蛋 2 枚。

【制法】 将黑豆、益母草、鸡蛋一起水煎，待鸡蛋将熟时取出剥皮续煮至熟透即成。

【用法】 吃蛋，喝黄酒和汤，每日 1 剂，连服 7 剂。

【功效】 理气活血，祛瘀通经。适用于气滞血瘀所致的闭经。

◎ 猪爪葵梗煎

【材料】 猪蹄 250 克，向日葵梗 10 克。

【制法】 先将猪蹄洗净，刮去污垢放入砂锅内，用文火炖至烂熟，加入向日葵梗，煮沸熬成浓汁，去渣即成。

【用法】 饮汁，每日服 2 ～ 3 次，每次 20 ～ 30 毫升。

【功效】 活血行气化瘀。适用于瘀血型闭经。

◎ 木耳核桃糖

【材料】 黑木耳 120 克，核桃仁 120 克，红糖 240 克，黄酒适量。

【制法】 将黑木耳、核桃仁碾末，加入红糖拌和均匀，瓷罐装封，即成。

【用法】 每日服 30 克，黄酒调服，每日 2 次，一直至月经来潮。

【功效】 滋肝肾、益气血、养冲任。适用于子宫发育不良之闭经。

熏 洗 法

◎ 方 1

【组方】 鸡冠花 30 克，山楂 30 克，艾叶 10 克。

【用法】 将以上药物切碎，加清水煎煮，滤取药液，趁热浸浴下半身，每日 1 次，每次 30 分钟。

【功效】 行气散瘀，温经散寒。适用于气滞血瘀型闭经。

◎ 方 2

【组方】 当归 15 克，延胡索 15 克，苏木 15 克，川芎 15 克，血竭 15 克。

【用法】 将以上药物研碎，加清水煎煮，滤取药液，待温浸浴下半身，每日 1 次。

【功效】 补血活血，行气解郁。适用于气血虚弱型闭经。

◎ 方 3

【组方】 生地黄 15 克，当归 15 克，赤芍 15 克，五灵脂 15 克，大黄 15 克，丹皮 15 克，红花 15 克，茜草 15 克，木通 15 克。

【用法】 将以上药物研碎，加 1500 毫升清水，共煮，去渣取汁，待温淋洗脐下。每日 1 次，每次 30 分钟，7 天为 1 个疗程，病愈停用。

【功效】 清热生津，活血散瘀。适用于气滞血瘀型闭经。

◎ 方 4

【组方】 益母草 125 克，丹参 100 克。

【用法】 将以上药物加水浸泡 30 分钟，煎汤后去渣。趁热熏洗小腹。每次 20 分钟，每天 2 次，每日 1 剂，病愈停用。

【功效】 活血祛瘀，通经调经。适用于气滞血瘀型闭经。

◎ 方 5

【组方】 大黄 10 克，红藤 10 克，艾叶 10 克，败酱草 10 克，黄柏 10 克，丹皮 10 克，莪术 10 克，红花 10 克，当归 10 克，枳实 10 克，泽兰 10 克。

【用法】 将以上药物研碎，加水煎煮，滤取药液，待温浸浴下半身。

【功效】 清热燥湿，逐瘀通经。适用于阴虚血燥型闭经。

◎ 方 6

【组方】 牛膝 20 克，当归 12 克，柴胡 12 克，白术 10 克，白芍 10 克，茯苓 10 克，薄荷 3 克，三棱 6 克。

【用法】 将以上药物清水浸泡 30 分钟，加 2000 毫升清水煎汤，煮沸 20 分钟后去渣。剩余药渣再加 2000 毫升清水煎汤，前后两液混合后待温浴足。每次 30 分钟，每日 1 次。

【功效】 逐瘀通经，疏肝理气。适用于气滞血瘀型闭经。

◎ 方 7

【组方】 蛇床子 30 克，仙茅 12 克，丁香 10 克，肉桂 15 克，吴茱萸 9 克。

【用法】 将以上药物制成粗末，装入布袋中备用。用盆加水 3500 毫升浸泡药袋 1 小时，先用武火煮沸，然后再用文火煎至 2500 毫升。患者将盆置于体下，熏蒸小腹。待药温下降至不再烫手时，以手撩药液擦洗小腹部。每日 1 次，睡前用。15 天为一个疗程，疗程间休息 3 天。

【功效】 温肾，通经。适用于肝肾不足型闭经。

◎ 方 8

【组方】 当归 15 克，枸杞子 20 克，白芍 30 克，甘草 6 克。

【用法】 上药加清水 1500 毫升，煎沸 10 分钟，将药液置于盆内，趁热熏蒸下腹部，待药液温之后，反复擦洗下腹部，每次熏洗 30 分钟。每日 1 剂，每日可熏洗 2 次。待病情好转后可隔日熏洗 1 次，仍需熏洗一段时间以巩固疗效。

【功效】 滋补肝肾，养血调经。适用于肝肾不足型闭经。

按摩法

【取穴】 中脘、天枢、气海、关元等穴。

【方法】 患者仰卧，术者双手掌相叠，右手掌在上，在整个腹部由上至下摩擦约 5 分钟。然后以拇指点揉中脘、天枢、气海、关元等穴，每穴 2 分钟。最后，患者取坐位，施术者以手掌根部从上到下推背部督脉（脊柱正中）约 5 分钟。

【功效】 理气活血，通经。适用于气滞血瘀型闭经。

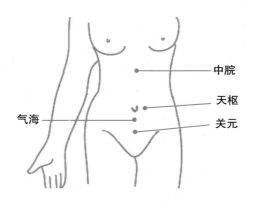

中脘

天枢

气海

关元

敷 贴 法

◎ **方 1**

【组方】 益母草 120 克，月季花 60 克。

【制法及用法】将以上 2 味共煎浓汁，再将 2 条厚棉巾浸于药汁内，取出拧干。趁热将毛巾覆盖于脐部，2 条毛巾交替使用，以用药巾后少腹部有温暖舒适感为佳。

【功效】 活血化瘀，清热解毒。适用于血瘀型闭经。

◎ **方 2**

【组方】 党参 12 克，白术 12 克，熟地黄 24 克，当归 15 克，白芍 15 克，川芎 9 克，黄酒适量。

【制法及用法】将以上药物研为细末备用。用时取适量，用黄酒调成糊状，敷于肚脐上，外用纱布覆盖，胶布固定。2 天换药 1 次，直至月经来潮。

【功效】 补血养血，调经。适用于血虚型闭经。

◎ **方 3**

【组方】 绿矾 15 克。

【制法及用法】将绿矾研末之后敷脐，外用纱布覆盖，胶布固定。每天换药 1 次，直用至月经来潮。

【功效】 调节气血。适用于气血虚弱型闭经。

◎ **方 4**

【组方】 吴茱萸、黄酒各适量。

【制法及用法】将吴茱萸研成极细末，过筛备用。用时将吴茱萸粉用黄酒调成糊状，取适量涂于赤医穴上，外敷纱布，胶布固定，每日换药 1 次，用至月经来潮。

【功效】 理气燥湿。适用于阴虚血燥型闭经。

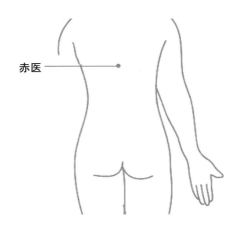

赤医

刮痧法

【取穴】 关元、水道、中极、子宫、血海、三阴交、次髎、中都、交信、水泉、太冲、肝俞、肾俞、中脘、气海、足三里、太白、膏肓、心俞、脾俞、支沟、合谷、地机、膈俞、水分、阴陵泉、丰隆、商丘等穴。

【方法】 患者取仰卧位，刮拭关元、水道、中极、子宫、血海、三阴交穴。然后俯卧位刮拭次髎穴，根据病情虚实，分别施以不同的补泻手法。肝肾不足者，仰卧位补法加刮中都、交信、水泉、太冲穴，俯卧位补法加刮肝俞、肾俞穴。气血虚弱者，仰卧位补法加刮中脘、气海、足三里、太白穴，俯卧位补法加刮膏肓、心俞、脾俞穴。气滞血瘀者，于仰卧位加刮支沟、合谷、曲泉、地机穴，俯卧位加刮膈俞、肝俞穴。痰湿阻滞者，仰卧位加刮水分、阴陵泉、丰隆、商丘穴，俯卧位加刮脾俞、三焦俞穴。

【功效】 益气补血，调理冲任，散结通经。适用于各型闭经。

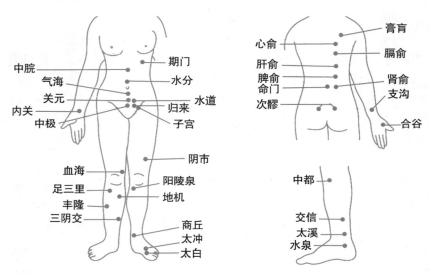

拔 罐 法

◎ 方法 1

【取穴】 肾俞、关元等穴。

【方法】 患者仰卧，以适合口径的玻璃罐在关元穴闪火后留罐 5 分钟；再令患者俯卧，腰骶部先闪火 3 分钟，再在膈俞穴留罐 5 分钟。

【功效】 温肾，通经。适用于肝肾不足型闭经。

◎ 方法 2

【取穴】 气海、血海、三阴交、太冲等穴。

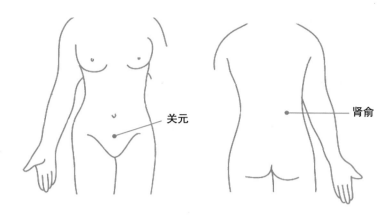

关元

肾俞

【方法】 患者仰卧，以适合口径的玻璃罐在气海、血海穴闪火后留罐 5 分钟；太冲穴点刺后以小号抽气罐留罐 2 分钟；三阴交穴用小号抽气罐留罐 3 分钟。

【功效】 理气活血，通经。适用于气滞血瘀型闭经。

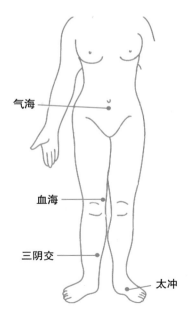

气海

血海

三阴交

太冲

【取穴】 膈俞、脾俞、足三里、三阴交、气海等穴。

【方法】 患者仰卧，三阴交、足三里穴用小号抽气罐留罐，肥胖者用适当的玻璃罐闪火后留罐 3 分钟；再令患者俯卧，腰骶部先闪火 3 分钟，再以红花油或者香油做介质，沿督脉走罐 3 ～ 5 分钟，最后留罐在脾俞、膈俞穴，留 3 分钟。

【功效】 补气养血，通经。适用于血虚型闭经。

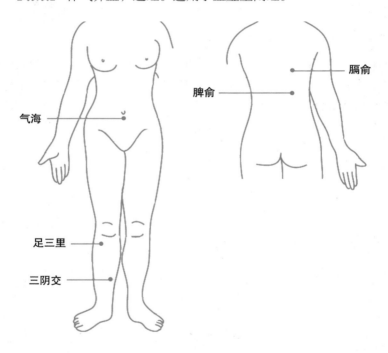

【取穴】 中脘、气海、丰隆、脾俞、膈俞等穴。

【方法】 患者仰卧，以适合口径的玻璃罐在气海、中脘留罐 2 分钟，丰隆穴根据体型选择适当的玻璃罐闪火后留罐 3 分钟；再令患者俯卧，背部闪火 3 ～ 5 分钟，在膈俞、脾俞留罐 3 分钟。

【功效】 健脾益气，通经。适用于脾肾虚弱型闭经。

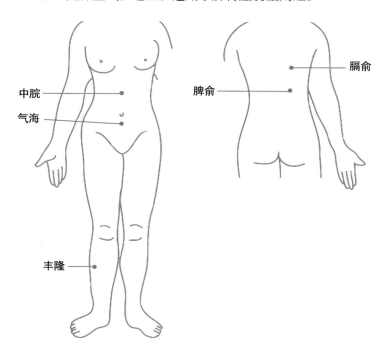

中脘

气海

丰隆

膈俞

脾俞

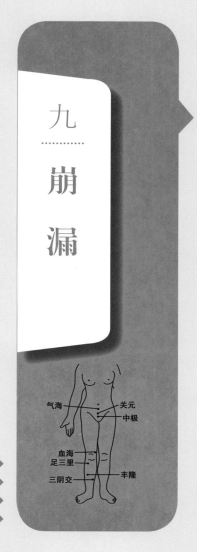

九

崩漏

病因

症状

预防

调养

崩漏，是月经的周期、经期、经量发生严重失常的病证，其发病急骤，经血暴下如注。大量出血者，称为"崩"；病势缓，出血量少，淋沥不绝者，称为"漏"。崩漏可发生在月经初潮后至绝经的任何年龄，足以影响生育，危害健康。

病　因

（1）气血两虚　气虚不能摄血，血虚不能载气，血随气而脱导致崩漏。

（2）脾肾两虚　素体脾虚或者多产房劳伤肾，同时饮食不慎，脾胃受损，脾肾两虚，统摄无力而致崩漏。

（3）肝肾阴虚　素体阴虚或大病失血，精血两亏，冲任失养而致。

（4）血热妄行　素体阳盛或情志不畅，郁而化火，伤及冲任而致。

（5）气滞血瘀　肝郁气滞，久滞血瘀，瘀阻胞宫，新血不得归经，离经之血妄行而致。

症　状

（1）气血两虚　突然暴崩出血，色淡质稀，怕冷自汗，面色苍白，全身乏力。舌淡，脉细弱。

（2）脾肾两虚　经血紊乱，经量多或者淋沥，色淡清稀，乏力纳少，腰膝软酸。苔薄，舌淡，脉细弱而沉。

（3）肝肾阴虚　崩漏日久，血色鲜红，潮热口干，手足心热，头晕腰酸。舌红，脉细数。

（4）血热妄行　经血或崩或漏，色紫红稠，烦热口渴，下腹胀痛，伴有尿黄便秘。苔黄糙，舌红，脉弦数或者滑数。

（5）气滞血瘀　崩漏日久，色紫有块，下腹胀痛拒按，血下痛减。舌紫暗，边有瘀斑，脉弦细或涩。

预　防

（1）平时要多吃含蛋白质丰富的食物以及蔬菜和水果以增加营养。在生活上要劳逸结合，不参加重体力劳动，尽量少做剧烈运动，保持充足的睡眠和精神的愉悦，不要在思想上产生不必要的压力。

（2）应用药物进行止血。药物止血的方法有两种：一种是使子宫内膜脱落干净，可注射黄体酮；另一种是使子宫内膜生长，可注射苯甲酸雌二醇。再用些止血药物，如云南白药、安络血、维生素 K、止血芳酸和止血敏等。

（3）恢复卵巢功能，调节月经周期。一般连续服用己烯雌酚等药物，每天 0.5 ～ 1 克，连用 20 天，用药最后 5 天每天要增加注射黄体酮20 毫克。一般青春期功能性子宫出血，随着年龄的增长与合理的调养，可以很快痊愈。对于有排卵性功能性子宫出血，在排卵前期注射绒毛膜促性腺激素，一般可以调节月经周期。

调　养

中药方剂

◎ 左归丸加减

【材料】仙鹤草 30 克，生地榆 30 克，熟地黄 12 克，怀山药 12克，菟丝子 12 克，枸杞子 10 克，山茱萸 9 克，龟甲胶 12 克（烊冲），女贞子 12 克，旱莲草 15 克。出血量多者：加陈阿胶 10 克（烊冲）。偏肾阳虚者：加鹿角胶 12 克（烊冲），锁阳 10 克，牛角鳃 15 克，去生地榆。眩晕者：加夏枯草 9 克，煅牡蛎 30 克（先煎）。

【制法】 将以上药物加清水早晚各煎 1 次，取汁。

【用法】 每日 1 剂。早晚各 1 次，温热口服。

【功效】 滋阴益肾固冲。适用于肝肾阴虚之崩漏。

◎ 清经散加减

【材料】 花蕊石 30 克（先煎），生地黄 15 克，丹皮 12 克，地骨皮 10 克，大白芍 12 克，侧柏叶 20 克，肥知母 10 克，黄柏 9 克，白薇 12 克，生牡蛎 30 克（先煎），生蒲黄 10 克（包煎）。若有血热主证，又伴有倦怠乏力，气短懒言，心悸少寐等症，为气虚血热之象：宜加白术 12 克，黄芪 15 克，党参 12 克，生龙骨 18 克（先煎）。

【制法】 将以上药物加清水早晚各煎 1 次，取汁。

【用法】 每日 1 剂。早晚各 1 次，温热口服。

【功效】 清热凉血固冲。适用于血热妄行之崩漏。

◎ 参附龙牡汤加减

【材料】 黄芪 60 克，野山人参 3 克（另煎），熟附片 9 克，煅龙骨 30 克（先煎），煅牡蛎 30 克（先煎），炮姜 5 克，云南白药 2 克（吞服）。舌红伤阴者：加麦冬 15 克，五味子 9 克，去附片。阳回后：加阿胶 12 克（烊冲）。

【制法】 将以上药物加清水早晚各煎 1 次，取汁。

【用法】 每日 1 剂。早晚各 1 次，温热口服。

【功效】 益气回阳救脱。适用于气虚所致暴崩致脱。

◎ 膈下逐瘀汤加减

【材料】 生蒲黄 15 克（包煎），五灵脂 15 克，当归 10 克，川芎 9 克，桃仁 10 克，枳壳 9 克，丹皮 6 克，乌药 9 克，小蓟炭 15 克。如热而伤阴者：加沙参 15 克，麦冬 10 克，五味子 6 克。气虚乏力者：加黄芪 15 克，白术 12 克。瘀久化热者：加粉丹皮 10 克，旱莲草 15 克。

【制法】 将以上药物加清水早晚各煎 1 次，取汁。

【用法】 每日 1 剂。早晚各 1 次，温热口服。

【功效】 理气祛瘀止血。适用于气滞血瘀之崩漏。

◎ 参术胶艾汤

【材料】 党参 30 克，白术 15 克，阿胶（烊化）15 克，蕲艾 15 克，益母草 30 克，川续断 15 克，血余炭 10 克，何首乌 30 克，炙甘草 5 克，岗稔根 20 克。

【制法】 将以上药物除阿胶外加清水早晚各煎 1 次，取汁。

【用法】 每日 1 剂。早晚各 1 次，兑烊化的阿胶温热口服。月经开始第三天服至止血为止，3 ～ 6 周为一个疗程。

【功效】 益气健脾，止血调经。适用于气血虚弱不能固摄而致崩中漏下，月经过多，色淡红，无血块，面色㿠白，神疲乏力，少气懒言，舌淡，苔薄，脉细弱。

药茶

◎ 莲蓬茶

【材料】 莲蓬壳 20 克，红糖适量。

【制法】 将莲蓬壳置于锅内，上覆一口径较小的锅，上贴白纸，两锅交结处用黄泥封严，煅至白纸呈焦黄色，等凉取出，制成粗末，用纱布包裹，与红糖同置于杯中，沸水冲泡即成。

【用法】 代茶饮。

【功效】 消瘀止血。适用于血瘀型崩漏。

◎ 生地黄藕节饮

【材料】 鲜生地黄汁 30 克，鲜藕节 60 克，牡丹皮 15 克，红糖适量。

【制法】 将前 3 味放入砂锅中，加入适量清水，煎半个小时，去渣，加入红糖即成。

【用法】 每日1剂，分2次服用。

【功效】 清热凉血止血。适用于血热型崩漏。

◎ **卷柏茶**

【材料】 卷柏15克。

【制法】 将卷柏制成粗末，沸水冲泡即成。

【用法】 代茶饮。

【功效】 活血止血。适用于血瘀型崩漏症。

◎ **藕节三七茶**

【材料】 藕节30克，三七（打碎）3克。

【制法】 将以上两味加入适量水，进行煎煮，或用开水沏即成。

【用法】 代茶饮用。

【功效】 活血祛瘀止血。适用于血瘀型崩漏。

药粥

◎ **乌雄鸡粥**

【材料】 乌雄鸡1只，葱白3茎，花椒少许，糯米100克，精盐适量。

【制法】 将乌雄鸡去毛及内脏，洗净，切块煮烂，再与淘洗干净的糯米和葱、花椒、精盐一同煮粥即成。

【用法】 每日服2次，空腹食用。

【功效】 益气养血，止崩安胎。适用于脾虚血亏所致的崩漏。

◎ **鹿角胶粥**

【材料】 鹿角胶10克，粳米30克，姜末、精盐各少许。

【制法】 先煮粳米做粥，待沸后，放入鹿角胶、生姜、精盐同煮为稀粥即成。

【用法】 每日分 2 次早晚服食。3 ～ 5 天为 1 个疗程。

【功效】 补肾阳，益精血。适用于肾阳虚型崩漏。

◎ 山药山萸粥

【材料】 山萸肉 60 克，山药 30 克，粳米 100 克，白糖适量。

【制法】 将山萸肉、山药煎汁去渣，加入粳米及白糖，煮成稀粥即成。

【用法】 每日分 2 次，早晚温热食。

【功效】 补肾敛精，调理冲任。适用于肾虚型崩漏。

◎ 地黄粥

【材料】 生地黄汁约 50 毫升，诃子 10 克，小米 50 克，粳米 50 克，精盐少许。

【制法】 将诃子炮制后碾为细末。将小米、粳米煮粥，将熟时，加入诃子末及地黄汁再稍煮，加入盐调匀即成。

【用法】 每日 1 剂，分 2 次服用。

【功效】 凉血止崩。适用于血热型崩漏。

◎ 苎麻粥

【材料】 生苎麻根 30 克，陈皮 10 克，大麦仁 50 克，粳米 50 克，精盐少许。

【制法】 将苎麻根、陈皮加清水煎汤，去渣取汁与淘洗干净的粳米、大麦仁一同煮粥，临熟时加入少许精盐调味即成。

【用法】 每日服 1 剂，分 2 次温热空腹食用。

【功效】 凉血，止血，安胎。适用于血热崩漏，妊娠胎动下血等。

◎ 荔枝粥

【材料】 荔枝肉 10 克，大米 100 克，白糖少许。

【制法】 将荔枝去壳取肉，与大米同放锅中，加入适量清水煮粥，待熟时调入白糖，再煮沸即成。

【用法】 每日 1 剂。

【功效】 健脾益气，养肝补血，理气止痛，养心安神。适用于脾胃亏虚所致的血虚崩漏。

◎ 红米生地粥

【材料】 生地黄 50 克，红米 100 克，冰糖适量。

【制法】 先取生地黄，洗净后煎取药汁，与红米加清水共煮，煮沸后加入冰糖，煮成稀粥即成。

【用法】 每日早晚空腹温热食用。

【功效】 清热生津，凉血止血。适用于血热崩漏、鼻衄及消化道出血等。

◎ 荷叶粥

【材料】 荷叶 50 克，白糖 30 克，粳米 150 克。

【制法】 先将鲜荷叶洗净，剪去蒂及边缘备用；再将粳米淘洗干净入锅，加入适量清水，将荷叶盖于粳米上，先用大火烧开，再转用小火熬煮成稀粥，揭去荷叶，放入白糖，拌匀即成。

【用法】 每日服 1 剂，分数次食用。

【功效】 清暑利湿，止血。适用于血热型崩漏。

◎ 阿胶粥

【材料】 阿胶 30 克，糯米 100 克，红糖适量。

【制法】 先将糯米煮粥，待粥将熟时，放入捣碎的阿胶，一边煮一边搅匀，稍煮 1 ~ 2 分钟，加入红糖即成。

【用法】 每日分 2 次服，3 ~ 5 日为 1 疗程。

【功效】 滋阴补虚，养血止血，安胎。适用于功能失调性子宫出血及咳血、衄血、大便出血等。

◎ 乌鸡糯米粥

【材料】 乌鸡 1 只，糯米 100 克，葱、花椒、精盐各适量。

【制法】 先将乌鸡去毛及内脏，切成块，煮熟烂，再加入糯米及葱、花椒、精盐煮粥。

【用法】 空腹食用，每日或隔日服 1 剂。

【功效】 补血养血，止血调经。适用于脾虚型崩漏。

药汤

◎ 鳜鱼补养汤

【材料】 鳜鱼 1 条，黄芪 15 克，党参 15 克，怀山药 30 克，当归 12 克，黄酒、葱、生姜、精盐各适量。

【制法】 先将鳜鱼剖杀，去鳞、鳃及内脏，洗净备用；将黄芪、党参、当归及山药入布袋，与鳜鱼一同入锅，再加入黄酒、葱、生姜、精盐和清水适量，先用武火烧沸，再转文火煎熬约 1 小时，捞出药袋不用，即成。

【用法】 佐餐食用，吃鱼喝汤。

【功效】 调补气血，健脾益胃。适用于脾虚崩漏。

◎ 淡菜猪瘦肉汤

【材料】 淡菜（干品）100 克，墨鱼骨 50 克，茜草根 30 克，猪瘦肉 100 克。

【制法】 先将淡菜浸软洗净；茜草根、墨鱼骨、猪瘦肉洗净后，连同淡菜放砂锅内，加清水 5 小碗煮沸后慢火熬至 2 小碗，食盐调味。

【用法】 饮汤食肉，每日分 2 ～ 3 次食完。

【功效】 滋阴清热，凉血止血。适用于阴虚血热之崩漏。

◎ 参芪乳鸽汤

【材料】 西洋参 3 克，黄芪 15 克，乳鸽 1 只。

【制法】 将乳鸽去毛及内脏，腹中加入西洋参片、黄芪，加入适量清水，隔水蒸 1 小时，加盐少许调味即成。

【用法】 饮汤食肉，嚼食西洋参片。

【功效】 益气健脾，固冲摄血。适用于脾虚型崩漏。

◎ 桂圆黄芪赤豆汤

【材料】 桂圆肉 7 个，黄芪 30 克，大枣 7 枚，赤小豆 30 克。

【制法】 将桂圆肉、黄芪、大枣与赤小豆分别洗净，一同放入锅中，加入适量清水，炖汤，即成。

【用法】 每日早晚各服 1 次。

【功效】 益气补中，健脾止血。适用于脾虚型崩漏。

◎ 甲鱼虫草汤

【材料】 甲鱼 1 只（约 500 克），冬虫夏草 3 克，藕节 50 克。

【制法】 先将甲鱼去头及内脏，切成小块，与冬虫夏草、藕节一起放入砂锅内，加入适量清水，用文火炖 1 小时，加入调料即成。

【用法】 饮汤食肉。

【功效】 滋阴清热，固冲止血。适用于肾阴虚型崩漏。

◎ 姜汁米酒蚌肉汤

【材料】 姜汁 5 毫升，米酒 30 毫升，蚌肉 200 克。

【制法】 将蚌肉洗净，油炒香，加入米酒、姜汁及适量清水同煮，待肉熟后加入调料调味即成。

【用法】 佐餐食用。

【功效】 滋阴养血，清热解毒。适用于崩漏属虚热型，月经量多，色红质稠，五心烦热，盗汗。

◎ 猪皮大枣羹

【材料】 猪皮 500 克，大枣 250 克，冰糖 250 克。

【制法】 先将猪皮洗净切成小块，放入砂锅中，加入适量清水，先用大火煮沸 15 分钟，转用小火炖煮 2 小时左右，加入洗净的大枣，用武火煮沸 15 分钟，再转用文火炖煮 1 ~ 2 小时，待猪皮稀烂后，加入冰糖，即成。

【用法】 佐餐食用。

【功效】 益气滋阴，养血止血。适用于气阴两虚型崩漏。

◎ 鸡冠花小蓟鸡蛋汤

【材料】 鸡冠花 15 克，小蓟 30 克，鸡蛋 1 枚。

【制法】 将以上前两味加水 2 碗，煎至 1 碗，去渣，放入鸡蛋煮熟，将鸡蛋去壳再煮，加入适量盐和糖即成。

【用法】 每日 1 次，连服 3 ~ 4 天。

【功效】 清热凉血，止血养血。适用于血热型崩漏。

◎ 腰花核桃汤

【材料】 猪肾 2 个，核桃仁 30 克。

【制法】 将猪肾切片洗净，与核桃仁共煮为汤。

【用法】 佐餐食用。

【功效】 补肾调经。适用于崩漏属肾阳虚型，经行无期，量多或淋沥不尽，色淡红质清，头目虚眩，耳鸣耳聋，腰膝酸软。

药酒

◎ 槐花酒

【材料】 槐花 15 克，地榆 15 克，黄酒 250 毫升。

【制法】 将前 2 味捣碎，置于容器中，加入黄酒，煮至 150 毫升，待温，备用。

【用法】 每次服 50 毫升，日服 3 次。

【功效】 清热凉血，止血调经。适用于血热型崩漏下血不止。

◎ 乌鸡参归酒

【材料】 嫩乌鸡（去毛及内脏）1只，党参60克，当归60克，黄酒1000毫升。

【制法】 将党参、当归切碎，纳入鸡腹腔内，加黄酒和水各1000毫升，煮至减半，取出鸡，去渣。

【用法】 每次服50毫升，食鸡肉，日服2次。

【功效】 补虚养身。适用于气虚血瘀型崩漏、带下等。

◎ 蓟根酒

【材料】 大蓟根200克，小蓟根200克。白酒600毫升。

【制法】 将前2味切碎，置容器中，加白酒，密封，浸泡7天之后，过滤去渣，即成。

【用法】 每次服15～30毫升，日服2～3次。

【功效】 凉血止血。适用于血热型崩漏。

◎ 白鹤藤酒

【材料】 白鹤藤根60克，白酒500毫升。

【制法】 将白鹤藤根洗净，切碎，入布袋，置容器中，加入白酒，密封，浸泡10天之后，过滤去渣，即成。

【用法】 每次服10～15毫升，日服2次。

【功效】 调经止血。适用于肾虚型崩漏。

◎ 槐枝酒

【材料】 槐树嫩枝60克，白酒500毫升。

【制法】 将槐树枝洗净，切碎，置容器中，加入白酒，密封，浸泡10～15天后，过滤去渣，即成。

【用法】 每次服10～15毫升，日服2次。

【功效】 清热凉血止血。适用于血热型崩漏、赤白带下。

保健菜肴

◎ 益母草香附煮鸡蛋

【材料】 益母草 50 克，香附 15 克，鸡蛋 2 枚。

【制法】 将以上二味与鸡蛋加入适量清水，同煮至蛋熟，鸡蛋去壳后再煮片刻，去药渣，即成。

【用法】 吃蛋饮汤，每日服 1 剂。

【功效】 活血化瘀，止血。适用于血瘀型崩漏。

◎ 木耳炖豆腐

【材料】 豆腐 500 克，水发木耳 100 克，葱丝、姜丝、菜油、精盐、味精各适量。

【制法】 先将黑木耳泡发洗净，撕成小片，将豆腐洗净切成片。炒锅上火，放入菜油，烧热后用葱、姜炸锅，放入豆腐、木耳、精盐、味精与适量水，大火烧沸后，改用小火炖至豆腐入味，即成。

【用法】 佐餐食用。

【功效】 益气和中，生津润燥，清热解毒。适用于气阴两虚型崩漏。

◎ 陈醋煮豆腐

【材料】 豆腐 250 克，陈醋 150 克。

【制法】 用陈醋煮豆腐，文火煮约半小时，即成。

【用法】 每日 2 次饭前服用。

【功效】 凉血止血。适用于血热型崩漏、月经过多。

◎ 冰糖豌豆莲子

【材料】 干莲子 200 克，樱桃 25 克，青豌豆 25 克，淀粉 50 克，冰糖 200 克，食碱 10 克。

【制法】 先将莲子放入盆内，加入 10 克食碱及适量的开水，用硬刷子冲去莲子皮，多洗几次，放入大碗内再加入 150 毫升温水，上屉蒸熟，取出去掉莲子心。锅内放入 500 毫升清水，加入冰糖熬化，再加入青豆、莲子、樱桃，用水淀粉勾芡，熟后倒入碗内，即成。

【用法】 当点心食用。

【功效】 和胃益肾，补脾涩肠。适用于脾胃虚弱型崩漏带下等。

◎ 炖木耳藕节猪肉

【材料】 黑木耳 15 克，藕节 30 克，冰糖 15 克，猪瘦肉 100 克。

【制法】 将以上 4 味共放于砂锅中，加水炖熟后服食。

【用法】 每日 2 次，连服 1 周。

【功效】 凉血止血。适用于血热型崩漏，经血非时而至，淋沥不尽，色红质稠，烦热口渴，舌红苔少，大便干结。

熏洗法

◎ 方1

【组方】 吴茱萸 50 克，杜仲 50 克，蛇床子 50 克，五味子 50 克，海桐皮 50 克，木香 25 克，丁香 25 克。

【用法】 将以上药物研为粗末，每取药末 25 克，用纱布袋盛，以水 3 大腕煎数沸取汁，趁热熏会阴部，并用手淋洗。每日早、晚各熏洗 1 次。可在平时用此法，见有阴道流血则不宜用。

【功效】 温补肝肾，收敛固涩。适用于肝肾阴虚型崩漏。

◎ 方2

【组方】 巴戟天 30 克，枸杞子 20 克，牛膝 15 克，桑寄生 15 克，菟丝子 10 克，杜仲 12 克。

【用法】 将以上药物加水 2000 毫升，煮沸后再用文火煎煮 30 分钟，将药液倒入盆内，趁热熏小腹部，待温并淋洗小腹部，每次熏洗 30 分钟。每日熏洗 1 ～ 2 次。平时可以常用，见阴道流血不宜用此法。

【功效】 滋补肝肾，祛风湿。适用于肝肾两虚型崩漏。

◎ 方3

【组方】 黄芪12克，白芍12克，茜草根15克，升麻10克。

【用法】 将以上药物加水2000毫升，煮沸后再用文火煎煮30分钟，将药液倒入盆内，趁热熏小腹部，待温淋洗小腹部，每次熏洗30分钟。每日熏洗1～2次。可在平时用此法，见有阴道流血则不宜用。

【功效】 养血调经。适用于血虚型崩漏。

◎ 方4

【组方】 益母草125～150克。

【用法】 将益母草加水1500毫升，煎至1000毫升，将药液倒入盆内，趁热熏小腹部，待温浇洗小腹部，每次熏洗30分钟。洗后再取蚕砂50克炒热，用布包好熨小腹10～15分钟。每日各用药1次，每剂可用2次。见阴道流血不宜用此法。

【功效】 活血调经。适用于血瘀型崩漏。

◎ 方5

【组方】 生地黄24克，地骨皮15克，山栀子12克，地榆12克，藕节12克，黄芩6克。

【用法】 将以上药物放入盆内，加入冷水1000毫升，先浸泡30分钟，再以文火煎煮30分钟，趁热熏小腹部，待温淋洗小腹部，药凉后可再加热熏洗，每次熏洗30分钟。每日熏洗1～2次。见阴道流血不宜用此法。

【功效】 清热凉血，止血。适用血热妄行型崩漏。

敷 贴 法

◎ 方1

【组方】 益智仁20克，沙苑子20克，焦艾叶30克。

【制法及用法】以上前2味烘干，共研细末。将艾叶煎取浓汁，调药末成膏状，敷于脐部，然后用消毒纱布覆盖，再用胶布固定。

【功效】 益肾固冲，调经止血。适用于肾虚型崩漏。

◎ **方 2**

【组方】 党参 12 克，黄芪 12 克，白术 12 克，干姜 12 克，甘草 6克，茯苓 15 克，山药 15 克。

【制法及用法】将以上各药研成粗末，以陈醋适量拌匀，炒热后布包温熨脐部，每剂可用 2 次，每次炒热后再用，直至月经正常为止。

【功效】 健脾固肾。适用于脾虚型崩漏。

◎ **方 3**

【组方】 生姜 120 克，葱头 10 个，青盐 250 克。

【制法及用法】将生姜切碎，葱头洗净捣烂，青盐研细，一同放入锅内炒热，拌匀，用布包好，敷贴在腹部。每天 1 剂，每剂可用数次，每次炒热后再用，直至月经正常为止。

【功效】 祛瘀止血。适用于血瘀型崩漏。

◎ **方 4**

【组方】 当归 30 克，川芎 15 克，白芍 9 克，炒五灵脂 9 克，延胡索 9 克，小茴香 9 克，陈皮 9 克，黄芩 6 克，丹皮 6 克，地骨皮 6 克，黄连 3 克。

【制法及用法】将以上各药研为细末，用陈醋或者黄酒调匀。每次取药膏适量敷脐，外盖纱布，胶布固定。每天换药 1 次，直至月经正常为止。

【功效】 凉血止崩。适用于血热型崩漏。

刮痧法

◎ **方法 1**

【取穴】 肾俞、脾俞、肝俞、关元、三阴交、涌泉等穴。

【方法】　用补法从上到下刮督脉 12 ~ 15 次，自上而下沿着肾经和肝经的腹部循行线刮拭 5 ~ 10 遍，用力刮拭肾俞、脾俞、肝俞、关元、三阴交、涌泉等穴，每穴 10 ~ 15 次。阴道无流血的时候可坚持刮痧。如果呈现阴道流血则停止刮督脉的腰骶部和肝经、肾经的腹部循行线，只刮三阴交、涌泉穴。

【功效】　滋阴益肾。适用于肾虚型崩漏。

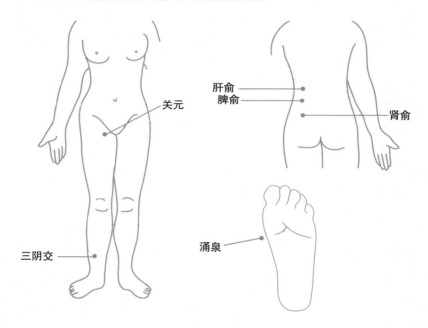

◎ 方法 2

【取穴】　血海、太冲、子宫、膈俞等穴。

【方法】　用泻法从下到上刮拭双侧血海、太冲穴各 10 次，自上而下刮拭膈俞穴、子宫穴各 9 次。阴道没有流血的时候可坚持刮痧。若出现阴道流血则停止刮子宫穴，只刮血海、太冲、膈俞等穴。

【功效】　祛瘀止血。适用于血瘀型崩漏。

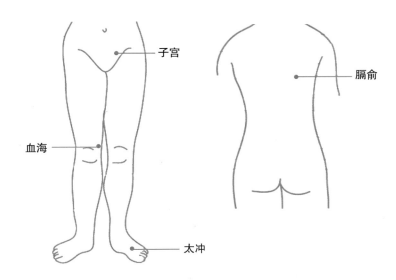

◎ **方法 3**

【取穴】　曲池、行间、血海、合谷等穴。

【方法】　用泻法从下到上刮拭双侧行间、血海、合谷穴各 10 ～ 15次，自上而下刮拭双侧曲池穴各 12 次。平时可坚持刮痧，每天 1 次，7天为 1 个疗程。

【功效】　滋阴清热，凉血止血。适用于血热型崩漏。

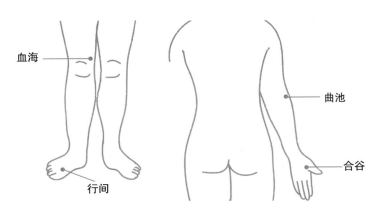

拔 罐 法

◎ **方法 1**

【取穴】 三阴交、血海、隐白、曲池等穴。

【方法】 患者仰卧，用适合口径的玻璃罐在血海穴闪火后留罐 5 分钟；以三棱针点刺双侧隐白穴后留小口径抽气罐 2 分钟；点刺曲池穴后留小口径玻璃罐 3 分钟。三阴交只用小口径抽气罐，肥胖者可用适合口径的玻璃罐闪火后留罐 3 分钟。

【功效】 清热凉血止血。适用于血热妄行型崩漏。

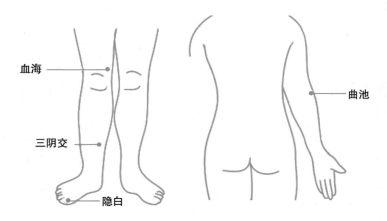

血海

曲池

三阴交

隐白

◎ **方法 2**

【取穴】 气海、足三里、隐白、脾俞、肾俞等穴。

【方法】 患者仰卧，用适合口径的玻璃罐在气海穴闪火后留罐 5 分钟，以三棱针点刺双侧隐白穴后留小口径抽气罐 2 分钟，足三里穴处留小口径玻璃罐 3 分钟；再令患者俯卧，腰骶部先闪火 3 分钟，再用红花油或者香油作介质，沿督脉、华佗夹脊穴走罐 3 ～ 5 遍，最后在肾俞、脾俞穴处留罐 3 ～ 5 分钟。

【功效】 补气摄血，调经。适用于气血两虚型崩漏。

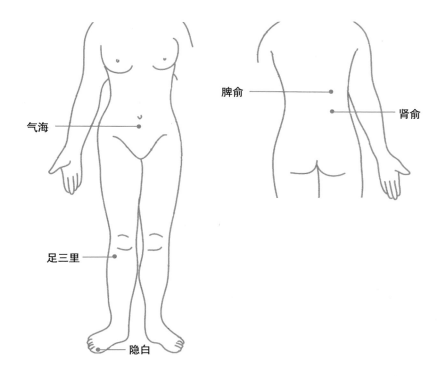

气海

脾俞

肾俞

足三里

隐白

◎ **方法3**

【取穴】 肾俞、关元、子宫、三阴交等穴。

【方法】 患者仰卧，用适合口径的玻璃罐在子宫、关元穴闪火后留罐 5 分钟；三阴交穴处留小口径玻璃罐 3 分钟，肥胖者可用合适的玻璃罐先闪火后留罐 3 分钟；再令患者俯卧，腰骶部先闪火 3 分钟，最后留罐肾俞穴 5 分钟。

【功效】 益气养血，补肾阳。适用于肝肾阴虚型崩漏。

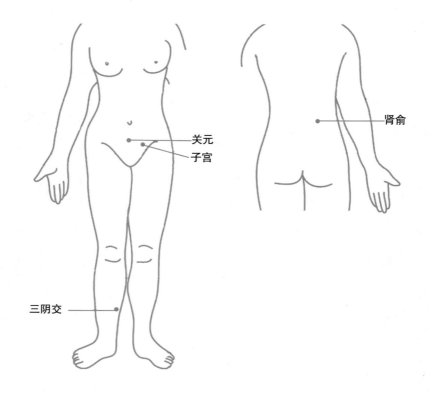

关元
子宫
肾俞
三阴交

◎ **方法4**

【取穴】 中极、隐白、三阴交、血海、膈俞等穴。

【方法】 患者仰卧，用适合口径的玻璃罐在血海、中极穴闪火后留罐5分钟，以三棱针点刺双侧隐白穴后留小口径抽气罐2分钟；三阴交穴处留小口径玻璃罐3分钟，肥胖者可用合适的玻璃罐先闪火后留罐3分钟；再令患者俯卧，腰骶部先闪火3分钟，再用红花油或者香油作介质，在腰骶部走罐3～5分钟，着重在膈俞穴走罐。

【功效】 理气消滞。适用于气滞所致崩漏。

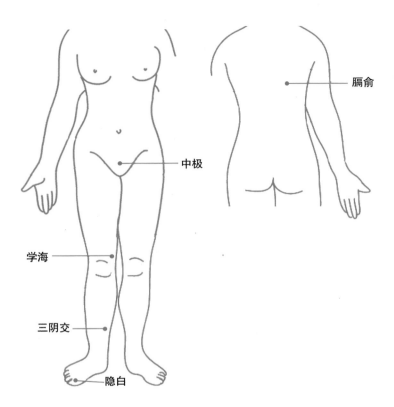

膈俞

中极

学海

三阴交

隐白

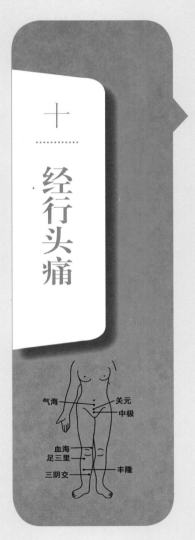

十

·········

经行头痛

气海　　　关元
　　　　　中极

血海
足三里
三阴交　　　丰隆

病因
症状
预防
调养

每逢月经期或者经行前后出现头痛，经净后头痛消失，称为"经行头痛"。头痛严重者常伴有恶心呕吐等不适。经行头痛以育龄期妇女较为多见，又可见于更年期尚未绝经者。

病　因

（1）阴虚火旺　经行量多，阴液不足，肝木偏亢而致。

（2）气血虚弱　素体气血两虚或者加上经行量多如崩，经后气血虚弱，血虚不能荣脑，脑窍失养而致头痛。

（3）痰瘀阻络　经血下行不畅，瘀血上扰于脑而致。如痰湿之体，挟痰浊上扰于脑，痰瘀互结，亦致头痛。

（4）肝阳上亢　素抑郁易怒，经行量多如注，肝失血养，气机失畅，郁而化火，上扰脑络，而致头痛。

症　状

（1）阴虚火旺　经行前后头痛且胀，目赤多眵，颧红咽燥，烦躁胸痛，溲赤便秘，经多。苔黄，舌红且干，脉弦细而数。

（2）气血虚弱　经行量多如崩，数日方止，而致头脑空痛，头目眩晕，胸闷气短，心悸心慌，面色苍白。苔薄或薄腻，舌淡，脉细弱无力。

（3）痰瘀阻络　经前或者经行时头目锥痛，或头额沉重胀痛，经行量多有块，腹痛拒按，平时带多黏腻。苔腻质暗，脉细弦或细滑。

（4）肝阳上亢　经前或者经行时头痛头胀如裂，经行量多色红而黏稠，性急易怒，颜面潮红，口苦目赤，溲黄便秘，苔黄糙，舌红，脉弦。

预　防

（1）乐观开朗、情绪良好，对经行头痛的预防和调养有益。经行偏头痛者中，固执、猜疑、争强好胜者占有较大的比例，经行头痛患者头痛诱发及加重与情绪变化有很大的关系，她们通常在劳累、紧张、睡眠不足时会加重头痛，尤其在情绪变化时更是如此。所以，经行头痛者应当努力培养乐观开朗的性格，经常保持良好的情绪，是预防头痛的有效措施之一。

（2）适当、经常地减压，对于预防和调养头痛有益。当工作压力大时，会使人处于紧张状态，使血压增高、脑血管充血，发生全头胀痛。对于工作压力大的经行头痛患者，应当科学地、合理地安排好自己的工作，应使工作压力分散开来，让"忙时"不要太忙，见缝插针地休息一下；"闲时"也不要太闲，逐渐地会使人远离头痛。

（3）生活应当有规律，睡眠要充足。

（4）居室、办公室要经常通风换气。

（5）适应季节变化，合理安排生活。夏季，应当满足大脑对能量的需求，应注意消暑降温、避免长时间在高温下作业，尽量减少机体能量消耗。还要及时补充水分，以22℃～25℃的温开水为宜，同时应当多吃一些新鲜蔬菜和水果，以补充水分、维生素及无机盐丢失等的需要。冬季外出时，要戴帽，不用凉水洗头、洗澡，也不要洗桑拿浴，因为冷热骤变会诱发头痛等。

调　养

中药方剂

◎ 通窍活血汤

【材料】赤芍15克，川芎10克，桃仁20克，麝香0.1克，红花5克，老葱根5克，生姜6克，大枣6枚。

【制法】 将以上药物加清水早晚各煎 1 次，取汁。

【用法】 每日 1 剂。早晚各 1 次，温热口服。

【功效】 调气活血，化瘀通络。适用于血瘀型经行头痛。

药茶

◎ 杞菊蒺藜茶

【材料】 菊花 20 克，枸杞子 10 克，合欢花 10 克，蒺藜 10 克，蜂蜜适量。

【制法】 将枸杞子、菊花、蒺藜、合欢花洗净，水煎，去渣取汁，加入蜂蜜即成。

【用法】 1 天之内服完。

【功效】 滋阴潜阳，疏风止痛。适用于阴虚阳亢型经行头痛。

◎ 地龙茶

【材料】 地龙粉 6 克。

【制法】 将地龙粉用微火焙干，研成细末，装瓶备用。

【用法】 每日 2 次，每次 3 克，代茶冲服。

【功效】 清热镇痉。适用于实热经行头痛。

◎ 枸杞甘菊花茶

【材料】 枸杞子 10 克，干柿叶 6 克（鲜柿叶 12 克），甘菊花 5 克。

【制法】 每年 7 ～ 9 月收集柿叶，洗净，晒干，研成粗末备用。将枸杞子与甘菊花拣杂，与柿叶粗末一同放入有盖杯中，用沸水冲泡，加盖闷 15 分钟即成。

【用法】 代茶饮用。每日冲泡 1 剂，每剂约冲泡 5 次左右。

【功效】 滋补肝肾，平肝息风。适用于阴虚阳亢引起的经行头痛。

药粥

◎ 人参核桃粥

【材料】 人参 3 克，核桃仁 10 克，粳米 100 克，冰糖适量。

【制法】 将人参洗净切片，与淘洗干净的粳米、核桃仁一同放入砂锅，加入 1000 毫升清水，用大火烧开后，转用小火熬煮成稀粥，加入冰糖稍煮即成。

【用法】 每日分次食用。

【功效】 大补元气，补肾温肺。适用于气虚型经行头痛。

◎ 薄荷叶粥

【材料】 薄荷叶 10 克，粳米 100 克。

【制法】 将薄荷叶洗净，加入 200 毫升水，煮成 100 毫升，去渣取汁。另将粳米淘洗干净，加入 800 毫升清水，煮为稀稠粥，待粥临熟时兑入薄荷汁，再煮沸即成。

【用法】 每日分数次食用。

【功效】 疏散风热，清利头目。适用于风热型经行头痛。

◎ 杞菊地黄粥

【材料】 枸杞子 15～20 克，菊花 10 克，熟地黄 15 克，粳米 100 克。

【制法】 将枸杞子、熟地黄加入适量清水先煎，后下菊花，取药汁与淘洗干净的粳米共煮成稀粥即成。

【用法】 每日服 1 剂，温热食用。

【功效】 滋补肝肾，疏风清热。适用于肝肾阴虚型经行头痛。

药汤

◎ 天麻桂圆猪瘦肉汤

【材料】 桂圆肉 10 克，天麻 10 克，阿胶 10 克，猪瘦肉 100 克。

【制法】 将猪瘦肉块洗净；将天麻洗净，纱布包；其余用料洗净。将用料（阿胶除外）放入锅内，加入适量清水，用小火煮 2 小时，去药包；加入阿胶溶化，加入精盐调味即成。

【用法】 1 天之内服完。

【功效】 养血益气，平肝止痛。适用于经行头痛属于阴血不足，脑失所养者。

◎ 首乌枸杞鹌鹑汤

【材料】 制首乌 20 克，枸杞子 30 克，生姜 10 克，活鹌鹑 1 只（重约 200 克），大枣 10 枚。

【制法】 将鹌鹑宰杀，去毛及肠杂，洗净；生姜洗净，切片；其余用料洗净。将全部用料放入锅内，加入适量清水，用小火煮 2 ～ 3 小时，加入精盐调味即成。

【用法】 1 天之内服完。

【功效】 滋补精血。适用于经行头痛属于精血不足，脑失所养者。

◎ 夏枯草猪瘦肉汤

【材料】 夏枯草 15 克，钩藤 20 克，猪瘦肉 100 克，蜜枣 5 枚。

【制法】 将猪瘦肉块洗净；将夏枯草、钩藤洗净。将猪瘦肉、夏枯草、蜜枣放入锅内，加入适量清水，用小火煮 2 小时；加入钩藤再煮 5 分钟，加入精盐调味即成。

【用法】 1 天之内服完。

【功效】 清热平肝。适用于经行头痛属于肝火上炎者。

◎ 穿山甲羊肉汤

【材料】 穿山甲 15 克，当归 10 克，川芎 10 克，羊肉 150 克，生姜 15 克。

【制法】 将羊肉洗净，切成小块；生姜洗净，拍扁；其余用料洗净。将全部用料放入锅内，加入适量清水，大火煮沸后，改用小火再煮

2～3 小时，加入精盐调味即成。

【用法】 1 天之内服完。

【功效】 活血调经，通络止痛。适用于经行头痛属于瘀血阻滞，脉络不通者。

保健菜肴

◎ 何首乌煮鸡蛋

【材料】 何首乌 60 克，鸡蛋 2 枚。

【制法】 共煮，蛋熟后去壳再煮片刻即成。

【用法】 吃蛋喝汤。

【功效】 补肝肾，益精血。适用于血虚型经行头痛。

◎ 淡菜拌芹菜

【材料】 淡菜 20 克，芹菜 60 克，食醋、精盐、麻油各适量。

【制法】 先将淡菜用开水发软，洗净，放入锅中，加入适量清水，用旺火烧开后用小火煮透。再将芹菜洗净切成段，放入沸水锅中焯一下，捞出滤去水分，再与淡菜合并，放入碗中，加入精盐、食醋及麻油调味，拌匀即成。

【用法】 佐餐食用。

【功效】 补肝肾，平肝阳。适用于肝肾阴虚阳亢型经行头痛。

◎ 天麻陈皮炖猪脑

【材料】 天麻 10 克，陈皮 10 克，猪脑 1 个。

【制法】 将全部用料洗净，放入锅内，加入适量清水，小火煮 2 小时，加入精盐调味即成。

【用法】 饮汤吃猪脑，1 天之内服完。

【功效】 燥湿化痰，祛风止痛。适用于经行头痛属于痰湿内盛，阻滞脑络者。

熏 洗 法

◎ 方1

【组方】 川芎 30 克，香附 20 克，吴茱萸 20 克，生姜 20 克，花椒 6 克。

【用法】 将各味药入锅，加水煮沸，以小火煎煮 20 分钟左右，趁热熏头及双手，后稍温再洗双手，每次可熏洗 20 分钟左右，每日 1 剂，每剂可熏洗 2～3 次，每次熏洗前应先将药物及药汁煮沸。从月经前数天开始，每日 1 剂，直用至月经净为止。

【功效】 疏肝解郁，活血止痛。适用于肝阳上亢型经行头痛。

◎ 方2

【组方】 党参 50 克，枸杞子 50 克，白术 40 克，山茱萸 40 克，熟地黄 30 克，当归 30 克，赤芍 30 克。

【用法】 每日 1 剂，水煎 2 次，合并 2 次药汁，倒入盆中，趁热先熏后浸洗双脚，每次 30 分钟左右。每剂可洗 2 次，上午及晚上睡觉前各浸洗 1 次，第二次洗时药液要再加热，如洗 1 次以晚上睡前进行为好。一般于月经前数天开始，直浸洗至月经干净为止。

【功效】 补益脾肾，补益气血，活血止痛。适用于气血虚弱型经行头痛。

药 枕 法

◎ 方1

【组方】 菊花 1000 克，竹叶 500 克，川芎 400 克，白芷 200 克，牡丹皮 200 克。

【用法】 将以上药物共为细末和匀，装入枕芯中，做成药枕，每天睡觉时使用，每剂可用半年以上。

【功效】 清肝明目，疏风止痛。适用于肝火上攻型经行头痛。

◎ 方2

【组方】 石决明 1000 克，草决明 1000 克。

【用法】 将以上药物共为细末和匀，装入枕芯中，制成枕头，每天睡觉时使用，可连用半年左右。

【功效】 清肝潜阳。适用于肝火上攻型经行头痛。

◎ 方3

【组方】 干桑叶 1000 克，熟地黄 500 克，牡丹皮 500 克。

【用法】 将以上药物共为末和匀，装入枕芯，制成药枕，每日睡觉时使用，可连用半年以上。

【功效】 滋肾养阴，息风平肝。适用于阴虚火旺型经行头痛。

◎ 方4

【组方】 桃叶 2000 克。

【用法】 取桃叶蒸热烘干，搓碎装入枕芯中，做成药枕。

【功效】 活血化瘀。适用于血瘀型经行头痛。

◎ 方5

【组方】 当归 1200 克，甘松 500 克，白术 500 克，茯苓 500 克，熟地黄 500 克，仙鹤草 500 克，黄芪 1000 克，大枣 200 克，葛根 100 克。

【用法】 将上药分别烘干，研成粗末，装入枕芯，制成药枕。

【功效】 养血益气。适用于血虚型经行头痛。

按 摩 法

◎ 方法1

【取穴】 睛明、太阳、头维、颔厌、悬颅、率谷、角孙等穴。

【方法】 患者取坐位，术者站在患者前面，首先点按睛明穴 2 ～ 3 分钟，点揉太阳穴 2 ～ 3 分钟，按揉头维、颔厌、悬颅、率谷及角孙穴各 2 分钟。然后患者仰卧在床上，术者坐在患者头顶前方，术者用双手食指或者中指在患者两侧颞部寻找痉挛、压痛点（其中右侧发生率较高），然后对痉挛压痛点按揉弹拨 3 ～ 5 分钟；术者再双手拇指微屈，拇指与其余手指自然分开，通过双腕快速摆动，带动微屈的手指，在两侧颞部进行快速扫散 1 ～ 3 分钟；用微屈的双手手指指腹，轻轻叩击颞部 2 分钟。每日 1 次，直用至经行头痛止。

【功效】 活络止痛。适用于各型经行头痛。

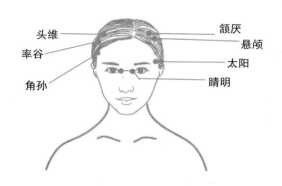

◎ **方法 2**

【取穴】 太阳穴。

【方法】 患者正坐于椅上，含胸拔背，气息调和，将双手掌根贴于太阳穴，双眼自然闭合，做轻缓平和的揉动数十次。每日可做数次。

【功效】 止痛。适用于各型经行头痛。

◎ **方法 3**

【取穴】 印堂穴。

【方法】 患者将两手食指屈曲，拇指按压在太阳穴上，以食指内侧屈曲面，由正中印堂穴沿眉毛两侧分抹，手法以轻中有重为宜，每次做 30 遍以上，每日可以做 2 次，操作时双目自然闭合。

【功效】 止痛。适用于各型经行头痛。

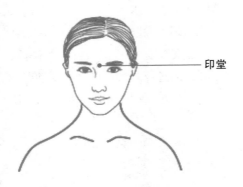

印堂

◎ 方法 4

【取穴】合谷穴。

【方法】患者可每次拿捏合谷 10 ～ 15 遍，以有明显的酸胀感为度，每日 2 ～ 3 次。

【功效】止痛。适用于各型经行头痛。

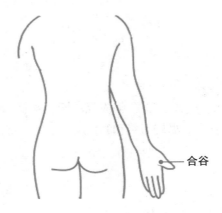

合谷

塞鼻法

◎ 方 1

【组方】细辛 9 克，徐长卿 9 克，川芎 9 克，蜈蚣 6 克，山柰 6 克，冰片 0.5 克。

【用法】 将以上各药研为细末和匀，贮存备用。使用时，用小块纱布包药末少许，双侧鼻孔左右交替塞用，左侧头痛塞右侧鼻孔，右侧头痛塞左侧鼻孔，每日更换 1 ～ 2 次。从月经前数天开始使用，直至月经干净为 1 个疗程。

【功效】 行气开郁，祛风止痛。适用于肝阳上亢型经行头痛。

◎ 方 2

【组方】 川芎 50 克，白芷 50 克，炙远志 50 克，冰片 7 克。

【用法】 将以上药物共为细末和匀，装瓶备用。使用时，用细纱布 1 小块包药末少许，塞入鼻孔，右侧头痛塞左侧鼻孔，左侧头痛塞右侧鼻孔，一般塞鼻 3 ～ 5 分钟后头痛即可消失，复发时再用仍有效。

【功效】 行气散郁，祛风燥湿，活血止痛。适用于肝阳上亢型经行头痛。

◎ 方 3

【组方】 细辛 6 克，生石膏 6 克，天花粉 6 克，白芷 6 克。

【用法】 将以上药物共为细末和匀，做成水泛丸子，如绿豆大小，贮存备用。使用时，左边头痛塞右鼻孔，右边头痛塞左鼻孔，复发时再用仍有效。

【功效】 清热泻火，祛风止痛。适用于阴虚火旺型经行头痛。

◎ 方 4

【组方】 川芎 3 克，白芷 3 克，大葱 15 克。

【用法】 将以上前 2 味研为细末和匀，贮瓶备用。使用时，取药末少许与适量葱白混匀，卷入小块薄绢内，左侧头痛塞入右鼻孔内，右侧头痛塞入左鼻孔内，每日换塞 1 ～ 2 次。从月经前数天开始，直用至月经干净为止。

【功效】 行气开郁，祛风燥湿，活血止痛。适用于肝阳上亢型经行头痛。

【组方】 白芷 9 克，郁金 3 克，薄荷 9 克，芒硝 3 克，石膏 6 克。

【用法】 将以上 5 味研为细末，每次用药棉裹少许药末，交替塞入左、右鼻孔，每日用药 1 次。

【功效】 疏肝行气，清心凉血。适用于肝阳上亢型经行头痛。

敷 贴 法

◎ 方 1

【组方】 川芎 3 克，白芷 3 克，大葱 15 克。

【制法及用法】将以上前 2 味研成细末，再与大葱共捣如泥，敷贴于太阳穴。

【功效】 疏风散寒，活血止痛。适用于血瘀型经行头痛。

◎ 方 2

【组方】 芥菜籽适量。

【制法及用法】将芥菜籽研为细末，用适量温开水调成糊，敷于脐部，外用热水袋敷之即可。

【功效】 化痰通络，止痛。适用于痰瘀阻络型经行头痛。

◎ 方 3

【组方】 川芎 3 克，花椒壳 3 克，薄荷脑 1 克，葱白适量。

【制法及用法】将以上前 2 味研成细末，然后加入薄荷脑研碎和匀，再将葱白捣碎绞取汁液，与药末和匀制成 2 个药饼。将药饼贴敷于两侧太阳穴，外用胶布固定，通常敷药后 10 分钟后症状减轻，4 小时后取下药饼。

【功效】 行气活血，疏风解表，通络止痛。适用于血瘀型经行头痛。

◎ 方 4

【组方】 荆芥穗 12.5 克，白芷 12.5 克，穿山甲 7.5 克，蝼蛄 7.5 克，牙皂 7.5 克，全蝎 5 克，土鳖虫 5 克，僵蚕 5 克，薄荷 2.5 克，冰片 1.5 克。

【制法及用法】将以上药物共为细末和匀，贮存备用。使用时，取药末适量，放于小胶布中间，贴于两侧太阳穴上即可。

【功效】活血化瘀，涤痰通络，祛风止痛。适用于痰瘀阻络型经行头痛。

刮痧法

【取穴】头维至率谷经穴部位，丝竹空、侠溪至足临泣穴。

【方法】可先在头维至率谷经穴部位间重刮 3 ~ 5 分钟，然后用中等强度在丝竹空、侠溪至足临泣穴刮痧 3 分钟左右。从月经前数天开始，隔日刮痧 1 次，直至头痛止为度。刮痧时，应当注意，要取单一方向刮，不要来回乱刮，要求动作柔和、用力均匀。

【功效】活血通络。适用于痰瘀阻络型经行头痛。

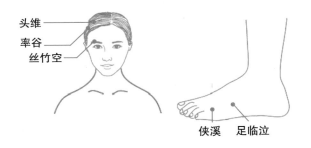

头维
率谷
丝竹空
侠溪　足临泣

运动法

◎ 慢跑

平时坚持慢跑锻炼，除了增强全身的肌肉、关节活力外，还具有去脂减肥、降压降糖、促进血液循环、扩张血管及调节大脑皮质功能等作用，可以使人精神愉快，紧张和压力明显消除，故对预防和调养经行头痛有益。慢跑的速度一般以每分钟 100 ~ 120 米为宜，持续时间可以控制在 10 ~ 15 分钟，运动量以心率每分钟不超过 120 次、全身感觉微热而不疲劳为宜。慢跑应当选择在空气新鲜、道路平坦的场地进行为好，每日可行 1 ~ 2 次，下午以 4 ~ 5 时进行为好。

◎ 步行或散步

平时步行锻炼，不仅可以使四肢和腰部肌肉、骨骼得到活动和锻炼，而且也可以使心肌收缩力增强，外周血管扩张而解除血管痉挛状态，使平滑肌松弛，因此具有增强心力、降低血压、去脂减肥、延缓动脉粥样硬化等作用。在空气新鲜的户外散步，不仅能够松弛大脑皮质的细胞，还能够消除疲劳，使人心情舒畅，并能缓和神经、肌肉和血管的紧张状态，这对预防和调养经行头痛极为有益。进行步行锻炼时，要保持身体自然正直，抬头挺胸，两眼向前平视，呼吸自如，随着步子的节奏，两臂自然而有规律地摆动。步行的速度以每分钟 80 ～ 100 步为宜，持续时间以 20 ～ 30 分钟为宜，每天可行 1 ～ 2 次，宜在午休后、傍晚时或者在睡前进行。

◎ 太极拳

太极拳是一种动静结合、刚柔相济的独特的养生保健方法，经常打太极拳可以调节大脑皮质和自主神经功能，具有疏通经络、调节脏腑功能和调节气血运行等多种功能，对经行头痛等预防和调养有利。在练习太极拳时，要掌握其要领，始终保持神静、思想无杂念，做到站立中正、呼吸自然、身体放松、全身协调、运行和缓。一般可以做简化 24 式太极拳锻炼，每天打 1 ～ 2 次，以在上午 10 ～ 11 时、下午 4 ～ 5 时进行为好。

◎ 游泳

经常进行游泳锻炼，除了能够增强心肺功能外，游泳的拍打、震动，对身体是一种很好的按摩作用，可以刺激全身的皮肤，使微血管扩张并促进血液循环，对于改善头痛症状颇有良效。游泳不仅能洁身净体、消除疲劳，而且也使人在优美的景色、充足的阳光、清新的空气环境中，消除紧张心理及烦恼，这对经行头痛预防和调养极为有利。游泳锻炼可每日或隔日进行 1 次，每次游泳的时间、速度应当量力而行、循序渐进，但到江河湖泊等处游泳一定要注意安全。

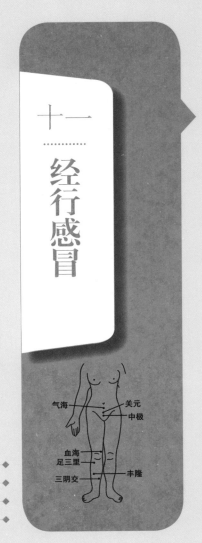

十一

经行感冒

气海 　关元
　中极

血海
足三里
三阴交 　丰隆

病因

症状

预防

调养

每值经行前后或者正值经期，出现感冒症状，经后逐渐缓解者，称之经行感冒。

病　因

（1）风寒　素体虚弱，卫阳不足，经行气血益虚，卫气不固，风寒之邪乘虚侵袭肌表腠理，不得宣散，皮毛闭塞，风寒束表而出现一系列风寒表证。

（2）风热　素体不健，或者阳盛之体，或者内有伏热或痰热，经行血下，腠理疏而不密，风热外袭，或风邪与内热相结，郁于肌表，发为风热感冒之证。

（3）邪入少阳　素体虚弱，经行之后，抗病能力更加降低，外邪犯表后很快内犯少阳，出现寒热往来之少阳证。

症　状

（1）风寒　每至经行期间，发热，恶寒，无汗，鼻塞流涕，咽喉痒痛，咳嗽痰稀，头痛身痛，舌质红，苔薄白，脉紧浮。经血净后，诸症渐愈。

（2）风热　每至经行期间，发热身痛，微恶风，头痛汗出，鼻塞咳嗽，痰稠，口渴欲饮，舌红，苔黄，脉浮数。

（3）邪入少阳　每于经期即出现寒热往来，胸胁苦满，口苦咽干，心烦欲呕，头晕目眩，默默不欲饮食，舌红，苔薄白或薄黄，脉弦或弦数。

预　防

（1）平时应注意加强身体锻炼，增强体质，以预防感冒。

（2）平时要养成用凉水洗脸、洗鼻腔的习惯，以增强上呼吸道的抵抗力，对预防感冒有利。

（3）易感冒者应当注意保暖，勿受风、受凉、受暑，以免增加感冒复发机会。为了保持居室空气流通、清新，应经常开窗通风换气。

（4）感冒发热者应当注意卧床休息，感冒畏寒肢冷者可每晚坚持热水烫脚，对感冒预防与调养大有帮助。

调　养

中药方剂

◎　荆防四物汤

【材料】　酒当归9克，熟地9克，白芍6克，川芎4.5克，防风9克，荆芥9克。

【制法】　将以上药物先用冷水浸泡20分钟，然后煎至水烧开后15分钟即成。

【用法】　分三次温服，每天的早上、中午、晚上各服一次。

【功效】　解表散寒，和血调经。适用于风寒型经行感冒。

◎　银翘散加减

【材料】　金银花30克，连翘30克，桔梗18克，牛蒡子18克，薄荷18克，芦根12克，竹叶12克，荆芥穗12克，淡豆豉15克，生甘草15克。胸膈满闷者，加藿香9克，郁金9克；口渴严重者，加天花粉12克；咽痛者，加马勃9克，玄参9克；鼻出血者，去荆芥穗、豆豉，加白茅根9克，侧柏炭9克，栀子炭9克；咳嗽者，加杏仁6～9克。

【制法】 将以上药物先用冷水浸泡 20 分钟，然后煎至水开后 10 分钟，去渣，取汁。

【用法】 不拘时热服，每日三次，服后应微微出汗。

【功效】 辛凉透表，清热解表。适用于风热型经行感冒。

◎ 柴胡解肌散

【材料】 柴胡 6 克，黄芩 6 克，甘草 3 克，荆芥 6 克，丹皮 6 克，生地黄 9 克，玄参 6 克，桔梗 6 克，赤芍 6 克，苏叶 6 克，薄荷 3 克，前胡 6 克。

【制法】 将以上药物用冷水浸泡 20 分钟，然后煎至水开后 10 分钟，去渣，取汁。

【用法】 不拘时热服，每日三次，服药至微微出汗即可。

【功效】 辛凉解表，疏风和血。适用于风热型经行感冒。

药茶

◎ 核桃茶

【材料】 核桃仁 25 克，葱白 25 克，生姜 25 克，茶叶 15 克。

【制法】 将核桃仁、葱白、生姜共捣烂，与茶叶一起放入砂锅内，加水 1 碗半煎煮，去渣，饮汁。

【用法】 每日 1 剂，候温顿服，并盖上棉被卧床，待汗出，注意避风。

【功效】 解表散寒，发汗退热。适用于经行感冒发热、头痛身重、无汗等。

◎ 生葱茶

【材料】 茶叶 10 克，生葱根 3 条，金银花 5 克。

【制法】 用沸水 150 毫升冲泡。

【用法】 代茶饮服。

【功效】 散寒解表，清热解毒。适用于经行感冒风寒，畏寒等。

◎ 桑叶白菜根茶

【材料】 桑叶 15 克，白菜根 1 个，白萝卜 100 克。

【制法】 将桑叶、白菜根、白萝卜加水煎汤即成。

【用法】 代茶饮。

【功效】 疏风清热。适用于风热型经行感冒。

◎ 桑叶鲜冬青叶茶

【材料】 桑叶 10 克，鲜冬青叶 60 克。

【制法】 将以上 2 味加水煎汤即成。

【用法】 代茶饮。

【功效】 疏风解表。适用于风寒型经行感冒。

药粥

◎ 紫苏粥

【材料】 紫苏叶 10 克，粳米 50 克，生姜 3 片，大枣 3 枚。

【制法】 先将粳米煮粥，粥将熟时加入苏叶、生姜及大枣。

【用法】 趁热服食。

【功效】 开宣肺气，发表散寒，行气宽中。适用于经行感受风寒。

◎ 荆芥防风粥

【材料】 荆芥 10 克，防风 12 克，薄荷 5 克，淡豆豉 8 克，粳米 80
克，白糖 20 克。

【制法】 将荆芥、防风、薄荷及豆豉放入砂锅内煎沸 6 ～ 7 分钟，
取汁去渣。再将粳米淘洗干净，加入清水煮粥，待粥熟时，倒入药汁，
同煮成稀粥，加入白糖即成。

【用法】 温热食用。

【功效】 祛风解表。适用于经行感受风寒。

◎ 芦根粥

【材料】 鲜芦根 150 克，竹茹 15 克，生姜 3 克，粳米 50 克。

【制法】 先煎前 2 味药取汁，放入粳米煮粥，待熟时加入生姜，稍煮即可。

【用法】 温热食用。

【功效】 清热化痰，生津。适用于经行感受风热。

药汤

◎ 姜糖饮

【材料】 生姜 15 克，红糖 20 克。

【制法】 生姜洗净，切丝，放入杯内，以沸水冲泡，盖盖儿浸泡 5 分钟，再调入少量红糖即成。

【用法】 趁热顿服，盖被取微汗。

【功效】 发汗解表，和中散寒。适用于风寒感冒，发热头痛，身痛无汗者。

◎ 香葱饮

【材料】 香菜根、葱须、白菜根各等量，红糖适量。

【制法】 将香菜根、葱须和白菜根洗净，一起放入锅中，加水适量，用大火煮沸，小火煮 10 ～ 15 分钟后，加入红糖即可。

【用法】 代茶饮。

【功效】 发汗解表，通鼻窍。适用于风寒感冒。

熏洗法

◎ 方 1

【组方】 生葱白 30 克，荆芥 15 克，紫苏 15 克，羌活 15 克，麻黄

10 克，桂枝 10 克，生姜 10 克，花椒 6 克。

【用法】 将以上各味入砂锅，加水煎煮后先熏双手和头面部，待药温降至 50℃以下时，再洗双手及头面部；每日 1 剂，可以熏洗 1 ~ 2 次，第二次熏洗前，药液要再加热。从经前数天开始，直用至经行感冒愈。

【功效】 疏散风寒，发汗解表，宣肺止咳。适用于风寒袭表型经行感冒。

◎ 方 2

【组方】 贯众叶 100 克，荆芥 30 克，紫苏叶 30 克，防风 30 克，薄荷 20 克。

【用法】 将以上各味入砂锅，加水 2500 ~ 3000 毫升，煮沸 20 分钟后取汁，倒入足浴盆内，先熏双脚，待药温降到 50℃左右时，入双脚浸浴，如果温度降低时，药液再加热使用，每次足浴应持续 30 分钟左右，每剂用 1 ~ 2 次。

【功效】 疏风散寒，发汗解表。适用于风寒袭表型经行感冒。

◎ 方 3

【组方】 麻黄 15 克，桂枝 15 克，紫苏叶 15 克，生姜 10 克，甘草 10 克。

【用法】 将以上各味入砂锅，加水 2500 ~ 3000 毫升，煮沸 20 分钟后取汁，倒入足浴盆内，先熏双脚，待药温降到 50℃左右时，入双脚浸浴，如果温度降低时，药液再加热使用，每次足浴应持续 30 分钟左右，每剂用 1 ~ 2 次。

【功效】 疏风散寒。适用于风寒袭表型经行感冒。

◎ 方 4

【组方】 柴胡 20 克，板蓝根 20 克，生姜 20 克，防风 10 克，荆芥 10 克，黄芩 10 克。

【用法】 将以上各味入砂锅，加水 2500 ~ 3000 毫升，煮沸 20 分钟后取汁，倒入足浴盆内，先熏双脚，待药温降到 50℃左右时，入双脚浸浴，如果温度降低时，药液再加热使用，每次足浴应持续 30 分钟左右，每剂用 1 ~ 2 次。

【功效】 疏风清热，解表。适用于风热型经行感冒。

◎ 方 5

【组方】 艾叶 60 克，紫苏叶 60 克，葱白 8 根。

【用法】 将以上各味入砂锅，加水 2500 ~ 3000 毫升，煮沸 20 分钟后取汁，倒入足浴盆内，先熏双脚，待药温降到 50℃左右时，入双脚浸浴，如果温度降低时，药液再加热使用，每次足浴应持续 30 分钟左右，每剂用 1 ~ 2 次。

【功效】 疏风散寒。适用于风寒型经行感冒。

◎ 方 6

【组方】 芦根 30 克，桑叶 15 克，菊花 15 克，荆芥 15 克。

【用法】 上药入砂锅，水煎 2 次，合并 2 次药汁，入盆，温洗全身，每日 2 次，第二次洗前药液应再加热。浴后应当多喝水，卧床盖被，以助出汗祛邪。

【功效】 清热解表。适用于风热型经行感冒。

◎ 方 7

【组方】 香薷 12 克，藿香 12 克，紫苏叶 12 克，厚朴 12 克，羌活 10 克，淡豆豉 10 克。

【用法】 上药入砂锅，水煎 2 次，合并 2 次汁液，温洗全身，每日 2 次，第二次洗前药液要再加热。浴后应当多喝水，卧床盖被，以助出汗祛邪。

【功效】 祛暑解表。适用于邪入少阳型经行感冒。

药 枕 法

◎ 方1

【组方】 香薷 300 克，藿香 300 克，佩兰 200 克，薄荷 200 克，绿豆衣 200 克。

【用法】 各味晒干，粉碎成粗末和匀，装入枕芯，制成枕头使用。

【功效】 芳香化湿，解表清热。适用于风热型经行感冒。

◎ 方2

【组方】 桑叶 1000 克，菊花 1000 克。

【用法】 晒干粉碎和匀，装入枕芯，制成药枕使用。

【功效】 清热解表。适用于风热型经行感冒。

◎ 方3

【组方】 荆芥 1000 克，防风 1000 克。

【用法】 晒干粉碎和匀，装入枕芯，制成药枕使用。

【功效】 散寒解表。适用于风寒型经行感冒。

香 佩 法

◎ 方1

【组方】 高良姜 15 克，桂枝 10 克，佩兰 10 克，冰片末 2 克。

【用法】 将以上前 3 味共为细末和匀，再加入冰片末混匀，贮存备用。使用时，取药末 5 ～ 10 克装入可挂的小布口袋内，挂于胸前即可。

【功效】 疏风散寒，芳香化湿。适用于风寒型经行感冒。

◎ 方2

【组方】 菊花 30 克，山柰 30 克，雄黄 6 克，樟脑 6 克，冰片末 6 克。

【用法】 将以上前 4 味共研为细末和匀，与冰片末混匀，贮存备用。使用时，取药末 5 ～ 10 克装入布口袋内，挂于胸前即可。

【功效】 清热解表，芳香化浊。适用于风热型经行感冒。

◎ **方 3**

【组方】 香薷 10 克，佩兰 10 克，桂枝 10 克，樟脑 3 克，冰片末 3 克。

【用法】 将以上前 4 味共为末和匀，加入冰片末混匀，贮存备用。使用时，取药末 5 ～ 10 克装入布口袋内，挂于胸前即可。

【功效】 祛风散寒，芳香除湿。适用于风寒型经行感冒。

按摩法

【取穴】 腰阳关、命门、肾俞、胃俞、脾俞、肝俞、心俞、大椎等穴。

【方法】 每日 1 ～ 2 次，从经前数天开始，直用至经行感冒愈，可分为如下两步操作：

（1）患者取坐位，在颈项部擦上按摩乳，术者用屈曲的食指尺侧面从上向下刮摩双侧颈肌各 3 ～ 5 分钟，以局部皮肤发红充血为度。

（2）患者取俯卧位或坐位，术者用拇、食指提捏脊背皮肤，从骶骨部开始，向上提捏至大椎穴为止，可以反复提捏数次，最后分别揉按腰阳关、命门、肾俞、胃俞、脾俞、肝俞、心俞、大椎穴各 1 ～ 2 分钟。

【功效】 解表清热，散寒祛湿。适用于各型经行感冒。

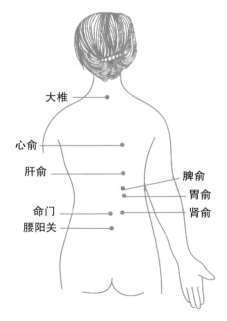

大椎
心俞
肝俞
脾俞
胃俞
肾俞
命门
腰阳关

敷 贴 法

◎ 方 1

【组方】 紫苏叶 10 克，防风 10 克，连翘 10 克，柴胡 10 克，生姜 10 克，葱白 8 根。

【制法及用法】将以上各味捣烂混匀，敷贴于双足底涌泉穴，每日 1 次。

【功效】 疏风解表，利咽清热。适用于各型经行感冒。

◎ 方 2

【组方】 葱白 20 克，菊花 20 克，连翘 12 克，防风 10 克，柴胡 6 克。

【制法及用法】将以上各味捣烂混匀，敷贴于双足底涌泉穴，每日 1 次。

【功效】 疏风解表。适用于风寒型或风热型经行感冒。

◎ 方 3

【组方】 白芥子 30 克，荆芥 10 克，蛋清适量。

【制法及用法】将以上前 2 味研为细末和匀，与蛋清一起调和成糊，敷贴于双足涌泉穴，每日换药 1 次。

【功效】 疏风散寒，宣肺止咳。适用于风寒型经行感冒。

◎ 方 4

【组方】 生姜 60 克，豆豉 30 克，食盐 30 克，葱白适量。

【制法及用法】将以上各味捣泥和匀，备用。使用时，取药泥适量敷贴于脐部，用塑料薄膜覆盖，外用胶布固定，再用热水袋热敷其上。每日换贴 1 ～ 2 次，从经前数天开始，直用至经行感冒愈。

【功效】 疏风散寒。适用于风寒袭表型经行感冒。

◎ 方 5

【组方】 板蓝根 15 克，蒲公英 15 克，桔梗 12 克，麻黄 6 克，香蒿 6 克。

【制法及用法】将以上各味研为细末和匀，贮存备用。使用时，取药末 3 克，填于肚脐中，外用胶布固定。每天换贴 1 次，从经前数天开始，直用至经行感冒愈。

【功效】 疏风解表，清热。适用于风热型经行感冒。

◎ **方6**

【组方】 淡豆豉 30 克，葱白 20 克，胡椒 15 克，丁香 10 克。

【制法及用法】将淡豆豉、胡椒和丁香研为细末和匀，贮存备用。使用时，取药末 10 克，与捣如泥的葱白和匀，敷贴于脐中，外用消毒纱布、胶布固定即可。每日 2 次，从经前数天开始，直用至经行感冒愈。

【功效】 祛风散寒。适用于风寒型经行感冒。

◎ **方7**

【组方】 紫苏 60 克，白芥子 30克，鸡蛋清适量。

【制法及用法】将以上 2 味共为末和匀，贮存备用。使用时，取药末 15 克，用蛋清调为糊，敷贴于脐部，外用纱布、胶布固定。每日换药 1 次，从经前数天开始，直用至经行感冒愈。

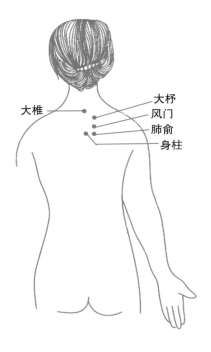

【功效】 疏风散寒。适用于风寒型经行感冒。

拔罐法

【取穴】 大椎、身柱、大杼、风门、肺俞等穴。

【方法】 对以上穴位进行拔罐，每日 1 ～ 2 次。

【功效】 散寒解表，疏风清热。适用于各型经行感冒。

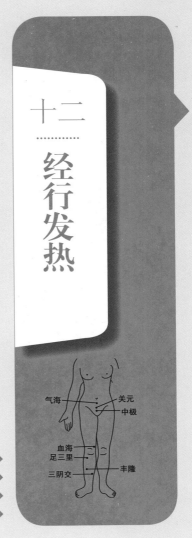

十二

经行发热

病因

症状

预防

调养

气海　　　　关元

中极

血海
足三里

三阴交　　　　丰隆

经行发热是由于素体虚弱，或瘀热内阻等，导致气血营卫失调，每值经期或者行经前后，出现以发热（体温一般在 37.5℃以上）为主要表现的病变。本病以育龄期妇女多见，常常伴发于盆腔炎、子宫内膜异位症等疾病。本病属中医经行前后诸症范围。

病　因

　　（1）气虚　禀赋气弱，经行时气随血耗，营卫失调而致发热。

　　（2）阴虚　素体阴虚，经行时经血下行，营阴更虚，以致阴虚生内热，经期发热。

　　（3）血热　阳盛体质，又嗜食辛热谷物，或者肝郁化火，经行时冲脉之气旺盛，气火相迫，经行发热。

　　（4）瘀热　原有子宫内膜异位症或者慢性盆腔炎病史，宿瘀滞留胞中，积瘀化热，经行之际，血海充盈，瘀热郁结，气血营卫失调而致经行发热。

症　状

　　（1）气虚　经行持续低热，动则汗出，懒言少语，面色㿠白，经行量多，色淡质清稀。苔薄，舌淡，脉细缓而数。

　　（2）阴虚　经期午后潮热，两颧红赤，五心烦热，烦躁少眠。舌红，脉细数。

　　（3）血热　经前或者经行发热，口干喜饮，溲赤便秘，心烦易怒，经量增多，色鲜红。苔薄黄，舌质红，脉弦数。

（4）瘀热　经前或者经行发热，经量多而有血块，或者量少而不畅，经色紫暗，下腹胀痛拒按。苔薄，舌紫或有瘀点，脉涩而数。

预 防

（1）经前及经期应注意保暖，经期免疫力底，应当尽量避免受寒、淋雨、接触凉水等，以防血为寒湿所凝，导致月经病的发生。

（2）经期不宜过食寒凉之物，以免经脉壅涩，血行受阻。

（3）经期应情绪稳定，心境安和。

（4）平时应多锻炼身体，增强体质，比如坚持晨间跑步，冷水洗脸、刷牙，身体条件允许，还可以坚持冷水洗澡。

（5）多吃有营养的食物，提高自身抵抗力。

调 养

中药方剂

◎ 青蒿鳖甲汤加减

【材料】炙鳖甲12克（先煎），生地黄12克，玄参12克，青蒿10克，肥知母9克，地骨皮10克，丹皮10克，银柴胡9克，麦冬10克，秦艽10克，白薇10克，生甘草3克。低热口干，汗出热不退者：为气阴两虚，加党参12克，五味子9克，沙参12克，金银花9克，去黄芪、鳖甲、玄参。烦躁失眠者：加黄芩9克，山栀9克，夜交藤15克，柏子仁9克，或炒枣仁9克。

【制法】将上药加清水早晚各煎1次，取汁。

【用法】每日1剂。早晚各1次，温热口服。

【功效】滋阴养血清热。适用于阴虚型经行发热。

◎ 补中益气汤加减

【材料】仙鹤草30克，黄芪15克，党参12克，白术10克，陈皮6

克，升麻 9 克，柴胡 6 克，当归 9 克，炒白芍 10 克，防风 9 克，炙甘草 3 克。发热形寒，营卫不和者：加桂枝 6 克，大枣 10 枚，去党参、升麻。经行量多色淡者：加荆芥炭 9 克，旱莲草 15 克，生地炭 15 克，阿胶 9 克（烊化）。

【制法】 将上药除阿胶外加清水早晚各煎 1 次，取汁。

【用法】 每日 1 剂。早晚各 1 次，兑烊化的阿胶温热口服。

【功效】 补中益气除热。适用于气虚型经行发热。

◎ 滋养肝肾方加减

【材料】 太子参 20 克，玄参 15 克，生地黄 15 克，山药 15 克，地骨皮 9 克，白芍 9 克，麦冬 9 克，茺蔚子 9 克，白薇 6 克，牡丹皮 5 克，甘草 5 克。非经期用药可去茺蔚子。

【制法】 将上药加清水早晚各煎 1 次，取汁。

【用法】 每日 1 剂。早晚各 1 次，温热口服。7 天为 1 个疗程。

【功效】 滋养肝肾，甘润清热。适用于阴虚经行发热。

◎ 桃红四物汤加减

【材料】 红藤 15 克，败酱草 12 克，丹皮 10 克，赤芍 10 克，熟地黄 10 克，川楝子 10 克，延胡索 10 克，桃仁 9 克，红花 6 克，当归 9 克，川芎 6 克。发热无汗者：加薄荷 5 克（后下）。瘀热便结者：加生大黄 6 克（后下）。腹痛甚者：加炙乳没各 6 克，延胡索改为 20 克。瘀热重者：加蒲公英 30 克，金银花 9 克。

【制法】 将上药加清水早晚各煎 1 次，取汁。

【用法】 每日 1 剂。早晚各 1 次，温热口服。

【功效】 活血化瘀除热。适用于瘀热型经行发热。

◎ 清经散加减

【材料】 旱莲草 15 克，生地榆 12 克，丹皮 12 克，地骨皮 12 克，生白芍 10 克，熟地黄 10 克，茯苓 10 克，青蒿 9 克，黄柏 9 克，荆芥穗 9 克，麦冬 9 克，黄芩 9 克，当归 9 克。经行腹胀腹痛拒按者：加红藤 12 克，败酱草 12 克，生蒲黄 12 克（包煎），去旱莲草、地榆。大便秘结者：加全瓜蒌 10 克（切），桃仁 6 克。尿赤者：加六一散 9 克（包煎），知母 10 克。

【制法】 将上药加清水早晚各煎 1 次，取汁。

【用法】 每日 1 剂。早晚各 1 次，温热口服。

【功效】 清热凉血调经。适用于血热型经行发热。

药茶

◎ 红藤桃仁茶

【材料】 红藤 5 克，丹参 3 克，败酱草 3 克，桃仁 2 克，丹皮 2 克，香附 2 克。

【制法】 将以上 6 味放入茶杯中，加开水泡。

【用法】 代茶饮服。

【功效】 活血化瘀除热。适用于瘀热型经行发热。

◎ 黄芪金银花茶

【材料】 黄芪 10 克，金银花 3 克。

【制法】 将以上 2 味放入茶杯中，加开水泡。

【用法】 代茶饮服。

【功效】 补中益气除热。适用于气虚型经行发热。

◎ 大黄丹皮茶

【材料】 生大黄 1 克，牡丹皮 3 克，桃仁 3 克，败酱草 4 克。

【制法】 将以上 4 味放入茶杯中，加开水泡。

【用法】 代茶饮服。

【功效】 清热凉血调经。适用于血热型经行发热。

◎ 芪归赤芍丹皮茶

【材料】 黄芪 9 克，当归 3 克，赤芍 3 克，丹皮 3 克。

【制法】 将以上 4 味放入茶杯中，加开水泡。

【用法】 代茶饮服。

【功效】 补中益气除热。适用于气虚型经行发热。

药汤

◎ 龟甲淡菜蛋黄汤

【材料】 鸡蛋黄 1 枚，阿胶 6 克，生龟甲 18 克，淡菜 9 克。

【制法】 以 500 毫升水煮龟甲、淡菜，得 200 毫升汁液时，去渣，下入阿胶，上火烊化，再调入鸡蛋黄搅拌即成。

【用法】 佐餐食用。

【功效】 滋阴清热。适用于阴虚型经行发热。

◎ 白菜豆芽汤

【材料】 白菜头 1 个，绿豆芽 30 克。

【制法】 将白菜头洗净切片，绿豆芽洗净，加水煲汤。

【用法】 佐餐食用。

【功效】 清热泻火。适用于实热型经行发热。

◎ 双花萝卜汤

【材料】 大萝卜 500 克，甘蔗 500 克，金银花 10 克，竹叶 3 克。

【制法】 将萝卜、甘蔗切碎后加入金银花、竹叶及 500 毫升水，煲汤。

【用法】 佐餐食用。

【功效】 清热解毒，泻火降气。适用于实热型经行发热。

熏洗坐浴

【组方】 青蒿 100 克，板蓝根 100 克，大青叶 100 克，千里光 100

克，野菊花 100 克，麻黄 30 克，细辛 30 克，苏叶 30 克，荆芥 30 克。

【用法】 清水适量，浸泡 5 ～ 10 分钟，水煎取汁，放入浴盆中，温度适宜时洗足，每日 2 次，每次 10 ～ 30 分钟，连续 2 ～ 3 天。

【功效】 解表退热，清热解毒。适用于血热型经行发热。

药 枕 法

◎ 方 1

【组方】 生石膏 500 克，牡丹皮 400 克，赤芍 200 克，知母 200 克，生地黄 300 克，水牛角 50 克，冰片 10 克。

【用法】 先将石膏打碎，水牛角锉成粗末，牡丹皮、赤芍、知母和生地黄烘干，研成粗末。诸药混匀，加入冰片混匀，装入枕芯。

【功效】 清热凉血，活血化瘀。适用于瘀热型经行发热。

◎ 方 2

【组方】 葛根 1000 克，人参叶 500 克，黄精 500 克，生白术 500 克，巴戟天 200 克，升麻 100 克。

【用法】 将上药分别烘干，研成粗末后混匀，装入枕芯。

【功效】 补气养阴，清热凉血。适用于气虚型经行发热。

◎ 方 3

【组方】 桑椹 1000 克，黑豆 1000 克，干地黄 500 克，巴戟天 500 克，牡丹皮 200 克，藿香 100 克。

【用法】 将以上各味分别烘干，研成粗末，和匀装入枕芯。

【功效】 滋阴补血，补肾益阴，清热除烦。适用于阴虚型经行发热。

◎ 方 4

【组方】 藿香 300 克，羌活 200 克，防风 200 克，细辛 100 克，麻黄 100 克，桂枝 100 克。

【用法】 将以上各味研为粗末和匀，装入枕芯。

【功效】 解表散寒，祛风胜湿，退热。适用于血热型经行发热。

◎ 方5

【组方】 薄荷 100 克，桑叶 100 克，绿豆 100 克，决明子 100 克。

【用法】 将以上各味研为粗末和匀，装入枕芯。

【功效】 疏散风热，平肝明目。适用于瘀热型经行发热。

按 摩 法

◎ 方法 1

【取穴】 印堂、太阳、风池、风府、攒竹等穴。

【方法】 患者取坐位，从印堂穴抹至太阳穴 1 ~ 2 分钟，并且在太阳穴用一指禅推约 2 分钟；用拿捏法在颈部操作，重点在风池穴与颈斜方肌及风府穴，用力稍重拿捏 3 ~ 5 分钟；最后，用掐法在攒竹穴掐捏 1 ~ 2 分钟。

【功效】 疏散风热。适用于各型经行发热。

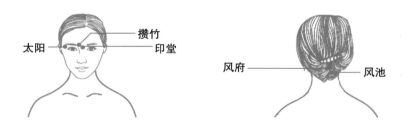

◎ 方法 2

【取穴】 肺俞、风门、大椎、肩井等穴。

【方法】 先自上而下沿脊背膀胱经按摩，以肺俞和风门穴为重点，用时 5 ～ 10 分钟；然后，选用推法于脊柱督脉由上而下操作 3 ～ 5 分钟，而后用立拳击法在大椎穴操作 3 ～ 5 分钟，以患者自觉全身受震颤为度；最后，拿肩井穴 2 ～ 3 分钟。

【功效】滋阴清热，调经。适用于各型经行发热。

拔 罐 法

◎ 方法 1

【取穴】大椎、身柱、曲池、太阳、阳交等穴。

【方法】先进行常规消毒，然后用三棱针点刺拔罐，留罐 15 分钟左右。经行发热开始调养，每日或隔日 1 次，直用至经行发热止。

【功效】疏散风热。适用于各型经行发热。

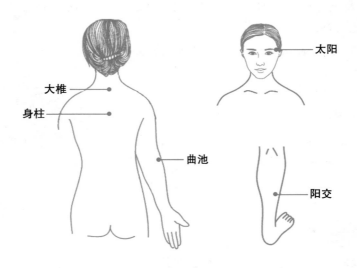

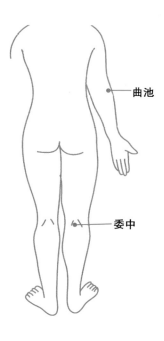

◎ **方法 2**

【取穴】 大椎及脊柱两侧。

【方法】 大椎穴采用三棱针点刺后拔罐 10 ～ 20 分钟；脊柱两侧采用走罐法，分段走罐至皮肤红紫。每 2 日 1 次，从经行发热开始，直用至经行发热止。

【功效】 清热除烦。适用于各型经行发热。

◎ **方法 3**

【取穴】 大椎、曲池、太阳等穴。

【方法】 采用梅花针叩刺后拔罐，留罐 20 分钟左右。每日 1 次，从经行发热开始，直用至经行发热止。

【功效】 养阴清热调经。适用于阴虚型经行发热。

曲池

◎ **方法 4**

【取穴】 委中、曲池等穴。

【方法】 采用三棱针点刺放血各 0.5 毫升，然后再拔罐 10 分钟左右。隔日 1 次，从经行发热开始，直用至经行发热止。

【功效】 清热调经。适用于各型经行发热。

委中

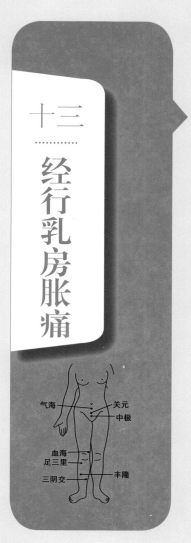

十三

经行乳房胀痛

气海　　关元
　　中极

血海
足三里
三阴交　　丰隆

病因
症状
预防
调养

经行乳房胀痛主要是由于肝郁气滞脉络不畅，或者肝肾阴虚，脉络失养，以致经前、经后或经行期间出现乳房胀痛或乳头胀痛作痒，甚至不能触衣的病变。本病多见于青春期或育龄期妇女，预后较好，但要与乳房病变鉴别。经前乳胀属中医的经行前后诸症，相当于西医的经前期紧张综合征。

病　因

（1）肝郁气滞　易怒忧思，郁结伤肝，肝失条达，经前、经行时阴血下注冲任，冲气偏盛，循肝脉上逆，肝经气血壅滞，乳络不通，于是导致经行乳房胀痛。

（2）肝肾阴虚　素体肝肾不足，或久病失血伤津，经行则阴血愈虚，肝肾精血益感不足，乳络失于濡养，故经行乳房胀痛。

症　状

（1）肝郁气滞　经前乳房胀痛，乳头触痛，胸胁胀痛，经行不畅。苔薄，脉弦。

（2）肝肾阴虚　经行或经后乳胀，腰酸膝软，两目干涩，口干烦热。舌红，脉细数。

预　防

（1）多食用低脂高纤维食物。饮食中应富含维生素 C、钙、镁及维生素B群的食物。另外，在月经来潮前的7～10天应当避免高盐的食物。

（2）经常按摩乳房。轻轻按摩乳房，可以使过量的体液再回到淋巴系统。按摩时，先将肥皂液涂在乳房上，再沿着乳房表面旋转手指，约一个硬币大小的圆。最后用手将乳房压下再弹起，这对防止乳房不适有极大的好处。

（3）穿着不要过紧，特别是内衣、胸罩不要太紧、太硬，以防乳房局部挤压和摩擦，导致经行乳房胀痛加重。

（4）要避免使用利尿剂。利尿剂的确有助于排放体内的液体，也能够削减乳房的肿胀。但是这种立即的缓解需付出代价的。过度使用利尿剂就会导致钾的流失，破坏电解质的平衡，影响葡萄糖的形成。

（5）经行乳房胀痛时，可以试用热敷。热敷是一种传统的中医调养法，可用热敷袋、热水瓶外熨或者洗热水澡等方式缓解乳房胀痛。如果采用冷、热敷交替法，消除乳房不适效果会更好。

（6）对于过度肥胖的女性，减轻体重有助于缓解乳房肿痛。

（7）如果出现乳房明显肿块、乳头回缩、乳头溢血等现象，应及时去医院检查，以排除乳房恶性病变。

调 养

中药方剂

◎ **柴胡疏肝散加减**

【材料】 生麦芽 15 克，白芷 9 克，川芎 9 克，柴胡 9 克，炒白芍 12 克，当归 9 克，橘叶 6 克，郁金 9 克，八月札 9 克，生地黄 15 克，天花粉 10 克。乳房有块者：加夏枯草 9 克，橘核 6 克，露蜂房 9 克。肝郁化火者：加丹皮 9 克，生山栀 9 克。

【制法】 将以上药物加入清水早晚各煎 1 次，取汁。

【用法】 每日 1 剂。早晚各 1 次，温热口服。

【功效】 疏肝解郁通络。适用于肝郁气滞之经行乳房胀痛。

◎ 一贯煎加减

【材料】 沙参15克，生地黄12克，川楝子12克，枸杞子12克，麦冬10克，菟丝子10克，当归9克，生山栀9克，山茱萸9克。乳胀而有结块者：加夏枯草9克，牡蛎30克（先煎），炙鳖甲12克（先煎），女贞子9克。阴虚内热便秘者：加制首乌15克，天花粉9克。腰酸较甚者：加杜仲12克，川断9克，怀牛膝9克。经行量多者：加旱莲草12克，地榆15克。

【制法】 将以上药物加入清水早晚各煎1次，取汁。

【用法】 每日1剂。早晚各1次，温热口服。

【功效】 滋肾养肝通络。适用于肝肾阴虚之经行乳房胀痛。

◎ 二仙汤加减

【材料】 枸杞子12克，菟丝子12克，石楠叶10克，白术10克，八月札9克，仙茅9克，淫羊藿9克，巴戟天9克，当归9克，白芍12克，柴胡9克，知母9克。伴不孕而基础体温单相者：可在月经中期加锁阳9克，蛇床子12克，桃仁9克。黄体期升温较低者：加党参12克，黄芪15克。如有便溏者：加锁阳9克，蛇床子12克，莪术9克。

【制法】 将以上药物加入清水早晚各煎1次，取汁。

【用法】 每日1剂。早晚各1次，温热口服。

【功效】 益肾疏肝通络。适用于肾虚肝郁之经行乳房胀痛。

药茶

◎ 二皮茶

【材料】 橘核15克，青皮10克，橘皮10克，郁金10克，枳壳10克，蜂蜜30克。

【制法】 先将以上5味药分别拣杂，洗净，晒干后切碎，同放入砂锅，加入清水浸泡透，煎煮20分钟。然后用洁净纱布过滤，去渣，收取滤汁放入容器，待其温热时，加入蜂蜜，拌和均匀即成。

【用法】 早晚 2 次服食，宜温服。隔日煎服 1 剂，经前连服 7 天。

【功效】 疏肝解郁，健脾消食。适用于肝郁脾虚之经前乳房胀痛。

◎ 玫瑰金橘茶

【材料】 玫瑰花 6 克，金橘饼 1/2 块。

【制法】 将玫瑰花从花蒂处取散成瓣，洗净烘干，与切碎的金橘饼一同放入有盖杯中，用刚煮沸的水冲泡，拧紧杯盖，闷放 15 分钟即成。

【用法】 当茶频频饮用，一般可冲泡 3 ~ 5 次，玫瑰花瓣、金橘饼也可以一并嚼服。平时隔日泡服 1 剂，经前连服 7 天。

【功效】 疏肝解郁。适用于肝气郁滞之经前乳房胀痛。

药粥

◎ 香附粥

【材料】 香附 10 克，粳米 50 克，红糖适量。

【制法】 将香附煎取浓汁，另粳米加入 500 毫升清水，煮成粥，加入香附汁，煮成稠粥，加入适量红糖即成。

【用法】 每日早、晚 2 次温服。

【功效】 疏肝解郁，补益气血。适用于肝郁气滞之经前乳房胀痛。

◎ 陈皮薏苡仁芡实粥

【材料】 陈皮 16 克，薏苡仁 30 克，山药 30 克，芡实 30 克，粳米 100 克，白糖适量。

【制法】 先将粳米淘洗干净，与陈皮、薏苡仁、山药及芡实一同放入锅内，加入适量清水煮粥，待粥将成时调入白糖，再煮二三沸即成。

【用法】 每日服 2 次，温热食用。

【功效】 行气健脾，燥湿化痰。适用于气郁脾虚型经前乳房胀痛。

◎ 丝瓜粥

【材料】 丝瓜 500 克，粳米 50 克，虾米 30 克，葱花 10 克，生姜末、精盐各适量。

【制法】 先将丝瓜刮去皮，洗净，切成小块备用。再将粳米淘洗干净，放入砂锅，加入清水适量，先用大火煮开，再用小火煮至半熟，加入丝瓜块、虾米、生姜末、葱花及精盐，煮至粥稠即成。

【用法】 每日 1 剂。分早晚 2 次食用。

【功效】 通经络，行血脉，凉血解毒。适用于血瘀型经前乳房胀痛。

药汤

◎ 佛手白芍鸡肉汤

【材料】 佛手 10 克，白芍 10 克，川芎 10 克，鸡肉 150 克。

【制法】 将鸡肉洗净，切成小块；其余用料洗净。将全部用料放入锅内，加入清水适量，用小火煮 2 小时，加入精盐调味即成。

【用法】 饮汤吃肉，1 天之内用完。

【功效】 行气活血，柔肝止痛。适用于经行乳房胀痛属于气郁血滞，乳络不畅者。

◎ 陈皮海带猪骨汤

【材料】 陈皮 9 克，海带 60 克，猪骨 250 克，香附 10 克。

【制法】 将海带用清水浸泡发透，清洗干净，切成小块；猪骨洗净，切成小块；陈皮、香附洗净，纱布包。将全部用料放入锅内，加入适量清水，用小火煮 2 小时，去药包，加入精盐调味即成。

【用法】 1 天之内服完。

【功效】 行气解郁，化痰止痛。适用于经行乳房胀痛属于气滞痰凝，乳络不通者。

保健菜肴

◎ **山楂橘皮煮海带**

【材料】 海带 60 克，鲜山楂 30 克，鲜橘皮 30 克。

【制法】 将海带泡发，洗净切块，与山楂、橘皮同煮熟，加调料即成。

【用法】 佐餐当菜，随量食用。

【功效】 活血化瘀，祛湿散结。适用于痰湿凝滞之经前乳房胀痛。

◎ **鲜蘑丝瓜**

【材料】 青嫩丝瓜 1000 克，蘑菇 100 克，湿淀粉 8 克，麻油 5 克，味精 2 克，精盐 3 克，植物油 750 克（实耗约 75 克）。

【制法】 先将大拇指粗的细丝瓜，刮净外皮，洗净切成 6 厘米长的段。蘑菇切成片。炒锅上火，加入油烧至六成热，放入丝瓜滑油，出锅沥油。热锅留余油少许。再下入蘑菇片煸炒一下，加入 300 毫升清水烧沸投入丝瓜，加入精盐、味精烧至入味，把丝瓜段、蘑菇片用笊篱捞出，装入盘内。将锅里卤汁用湿淀粉勾上米汤状薄芡，浇在菜盘内即成。

【用法】 佐餐当菜，随量食用。

【功效】 凉血解毒，通络行血。适用于血热瘀血型经前乳房胀痛。

熏洗法

【组方】 马鞭草 60 克，土牛膝 40 克，鲜橘叶 30 克，苏木 20 克。

【用法】 水煎趁热熏洗患部，每日 2～3 次。

【功效】 疏肝行气，活血祛瘀。适用于肝郁气滞之经行乳房胀痛。

按摩法

【取穴】 章门、期门、中府、云门、气海、天枢、关元、肝俞、膈俞、肾俞、八髎等穴。

【方法】 按揉摩胸胁部，点揉章门、期门、中府和云门等穴各 5 分钟；顺时针方向摩腹部，按揉气海、天枢和关元穴各 3 分钟；按揉肝俞、膈俞、肾俞和八髎各穴 1 分钟。

【功效】 行气活血，通络止通。适用于各种经行乳房胀痛。

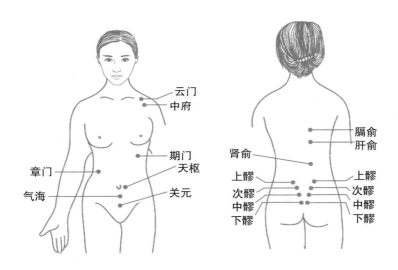

敷 贴 法

◎ **方 1**

【组方】 乳香、没药、黄柏、大黄各等份，冰片少许，鸡蛋清适量。

【制法及用法】将以上前 5 味用鸡蛋清调成糊，敷贴于患处，外用纱布、胶布固定即可，每日换药 1 次。经前数天开始，直用至经行乳房胀痛止。

【功效】 清热化湿，活血止痛。适用于气滞血瘀型经行乳房胀痛。

◎ **方 2**

【组方】 香附子 120 克，川楝子 60 克，陈酒、米醋各适量。

【制法及用法】将以上前 2 味共为末和匀，以陈酒、米醋拌湿为度，制成饼蒸热，敷贴于乳房疼痛处，每日1次。每5日1剂，每次药饼干燥后可复蒸再用。从月经前数天开始，每日1次，直用至经行乳房胀痛止。

【功效】 行气活血止痛。适用于各种经行乳房胀痛。

熨烫法

◎ 方1

【组方】 煅蚶子壳粉、昆布末、赤芍末各等份，陈醋适量。

【制法及用法】将以上前3味和匀，贮存备用。使用时，取药末适量，用陈醋调成糊，敷涂于乳房疼痛有结块处，外用纱布、胶布固定，再熨以热水袋（冷时再换热水）即可。每日换贴1次，从经前数天开始，直用至经行乳房胀痛止。

【功效】 软坚散结，活血止痛。适用于肝郁气滞型经行乳房胀痛。

◎ 方2

【组方】 鸡血藤15克，透骨草15克，泽兰15克，丝瓜络15克，芒硝15克，没药15克，乳香15克，红花15克，川芎15克，连翘15克，香附15克，瓜蒌15克，生大黄15克。

【制法及用法】将以上各味共研为细末，以纱布袋包裹，置蒸笼内蒸热后热熨乳房，每次40分钟，每日1～2次。

【功效】 活血通络，调经止痛。适用于肝郁气滞型经行乳房胀痛。

经行身痛

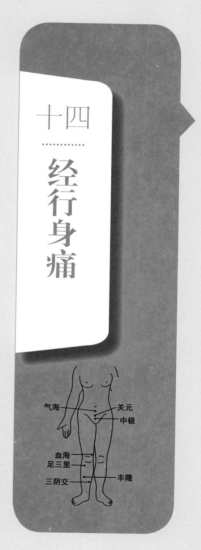

气海
关元
中极
血海
足三里
三阴交
丰隆

- 病因
- 症状
- 预防
- 调养

每遇经行前后或者正值经期，出现以身体疼痛为主症者，称之为"经行身痛"。

病　因

（1）气血虚弱　素体血虚，或者大病久病后，以致气血两虚；经行时阴血下注胞中，气随血泄，肢体百骸缺乏营血灌溉充养，筋脉失养，不荣而身痛。

（2）寒湿血瘀　素有寒湿稽留经络、关节，血为寒湿凝滞，经行时气血下注冲任，由于寒凝血瘀，经脉阻滞，致使气血不通而身痛。

（3）肝肾亏损　平素肾虚，经行失血，肝肾益虚，肝不养筋，肾不固腰而致身痛。

症　状

（1）气血虚弱　经期或者行经前后，肢体酸痛麻木，神疲乏力，经行量少色淡。舌质淡，苔薄，脉细。

（2）寒湿血瘀　经期或者行经前后，关节疼痛酸楚重著，腰膝尤甚，得热则舒。月经后期，量少不畅，色暗有块。苔薄白，脉沉紧。

（3）肝肾亏损　经期或者行经前后周身酸痛，腰膝酸软，头晕乏力，经量多。苔薄，脉沉细。

预 防

（1）要适当地进行体育活动，活动筋骨，调和气血，增强体质，可以预防本病发生或减轻症状。

（2）戒烟酒，忌吃辛辣刺激性食物，血虚之人还应当忌食生冷寒凉之物。

（3）平时要避免寒湿侵袭，经期尤需禁服冷饮。

（4）属血虚者，宜吃营养丰富食物，例如鸡、猪、牛、羊肉、牛奶、蛋类等。平时可用大枣、桂圆、党参、黄芪等煲汤煮粥食。肝火头痛应当多食青菜、水果等。

调 养

中药方剂

◎ 益肾缓带汤

【材料】补骨脂12克，胡芦巴12克，杜仲12克，胡桃肉12克，桑寄生12克，白芍12克，小茴香4.5克，炙甘草4.5克，九香虫10克，川断10克。

【制法】将以上药物加清水早晚各煎1次，取汁。

【用法】每日1剂。早晚各1次，温热口服。

【功效】益肾气，缓带脉。适用于肝肾亏损型经行身痛。

◎ 当归补血汤

【材料】当归10克，炙黄芪20克，鸡血藤20克，夜交藤20克，枸杞子12克，炒白芍12克。

【制法】将以上药物加清水早晚各煎1次，取汁。

【用法】每日1剂。早晚各1次，温热口服。

【功效】补气益血，柔筋止痛。适用于气血虚弱型经行身痛。

药茶

◎ 当归黄芪桂枝茶

【材料】 黄芪 60 克，当归 15 克，桂枝 10 克，羌活 6 克。

【制法】 水煎。

【用法】 代茶饮，每日 1 剂。

【功效】 养血祛寒。适用于血虚寒滞型经行身痛。

◎ 黄芪鸡血藤茶

【材料】 黄芪 30 克，鸡血藤 20 克，细辛 3 克，当归 10 克，羌活 10 克，秦艽 10 克。

【制法】 水煎。

【用法】 代茶饮，每日 1 剂。

【功效】 益气养血。适用于气血虚弱型经行身痛。

◎ 橘叶苏梗茶

【材料】 鲜橘叶 20 克，苏梗 10 克，红糖 15 克。

【制法】 将以上 3 味，沸水冲泡 15 分钟。

【用法】 代茶频饮，不拘时。

【功效】 行气解郁，理气宽胸。适用于气滞型经行身痛。

药粥

◎ 木瓜薏苡仁粥

【材料】 木瓜 10 克，薏苡仁 30 克，白糖 10 克。

【制法】 将木瓜、薏苡仁洗净，入锅，加入 400 克清水，用小火炖煮至薏苡仁酥烂时加白糖，再煮片刻离火即成。

【用法】 当点心食用。

【功效】 利湿通络。适用于湿阻络脉型经行身痛。

◎ 黑豆川芎粥

【材料】 黑豆 25 克，川芎 10 克，红糖 20 克，粳米 50 克。

【制法】 将川芎洗净，放入砂锅内，加入适量清水，煎煮去渣取汁，再与淘洗干净的粳米一同放入锅内，然后用大火烧开后转用小火煮成粥，加红糖调味，即成。

【用法】 供早餐食用。

【功效】 活血祛瘀，行气止痛。适用于气滞血瘀型经行身痛。

药汤

◎ 当归泽兰羊肾汤

【材料】 当归 10 克，泽兰 10 克，羊肾 1 对，葱 2 根，生姜 5 片，精盐适量。

【制法】 将当归、泽兰洗净，一同放入砂锅内，加入 200 克清水，小火煮 20 分钟，去渣取汁，然后将羊肾切开，剔除白色肾盂部分，洗净切成腰花，与药汁、生姜片、葱段一同放入砂锅，加入适量清水，用大火烧开后转用小火慢炖至腰花熟烂，去葱、生姜，加入精盐调味即成。

【用法】 佐餐食用。

【功效】 益气行血，活血祛瘀，通络止痛。适用于气滞血瘀型经行身痛。

◎ 鳝鱼鸡肉汤

【材料】 鳝鱼丝 50 克，鸡肉丝 15 克，面筋 10 克，鸡蛋 1 枚，黄酒、葱、生姜、醋、酱油、胡椒粉、鸡汤、鳝鱼汤、香油、味精、精盐、湿淀粉各适量。

【制法】 先将锅中放入鸡汤和鳝鱼汤各一碗，烧开后放入鳝鱼丝、鸡丝、面筋条，加入酱油、醋、葱、姜、精盐，烧好后倒入鸡蛋成花，用湿淀粉勾芡，烧沸后盛入碗中，然后加上胡椒粉、味精、香油等即成。

【用法】 佐餐食用。

【功效】 补气，通血脉，利筋骨。适用于气滞血阻型经行身痛。

◎ 补气活血汤

【材料】 赤小豆 250 克，大枣 200 克，红糖 150 克。

【制法】 将赤小豆洗净，放入砂锅中，加清水煮至快熟时加入洗净的大枣，同煮至熟，然后加入红糖，煮沸即成。

【用法】 不拘时食用。

【功效】 补气，活血，安神。适用于气血虚弱型经行身痛。

保健菜肴

◎ 金樱子根炖猪肉

【材料】 猪瘦肉 250 克，金樱子根 20 克，黄酒、精盐各适量。

【制法】 先将猪瘦肉洗净切块，与洗净的金樱子根一同放入砂锅内，再加入黄酒和清水适量，用大火烧开后转用小火慢炖至猪瘦肉熟烂，加入精盐调味即成。

【用法】 佐餐食用。

【功效】 活血消肿止痛。适用于血瘀型经行身痛。

◎ 当归木耳炖羊肉

【材料】 羊肉 200 克，黑木耳 45 克，当归 30 克，生姜 15 克。

【制法】 先将黑木耳洗净，泡发备用。再将羊肉洗净切薄片，放入锅中，加入清水煮沸，除去浮沫及肥油，然后将黑木耳及羊肉连汤倒入炖盅内，然后加入当归和生姜片，隔水炖约 3 小时，即成。

【用法】 佐餐当菜，随意食用。

【功效】 补血活血，镇静止痛。适用于血虚之经行身痛。

◎ **威灵仙炖猪腰**

【材料】 威灵仙 6 克，猪腰子 1 个，精盐适量。

【制法】 将威灵仙研细末。猪腰子剖开，去除白色肾盂部分，洗净，纳入威灵仙和精盐，放入蒸碗中，加入适量开水，隔水蒸炖 2 小时即成。

【用法】 佐餐食用。

【功效】 补肾散寒止痛。适用于肾虚寒滞经脉经行身痛。

熏 洗 法

【组方】 干萝卜叶子 100 克。

【用法】 先洗净尘土，然后放在澡盆里用温开水泡开，再加热水，用之洗澡。

【功效】 理气，散瘀。适用于血瘀型经行身痛。

熨 烫 法

【组方】 吴茱萸 300 克。

【制法及用法】取吴茱萸粉碎为末，过筛，加酒拌匀后，放入锅内炒热，并搅成糊状，熨于痛处，冷后即换。

【功效】 散寒止痛。适用于寒湿血瘀型经行身痛。

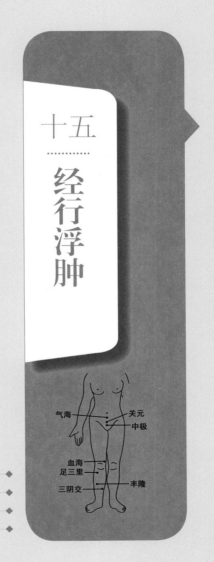

十五

经行浮肿

病因
症状
预防
调养

每逢月经来潮前或行经时面目或肢体浮肿，经后自然消退者，称之为"经行浮肿"。本病一般在月经来潮前3～5天即开始浮肿，经净后浮肿即消退。本病以育龄妇女多见。

病　因

　　（1）脾虚　脾主运化水湿，脾能统血。在经行之时，则血注于冲任而行经，如因脾气素虚阻血下注冲任，气随血下，脾气益虚，水湿内聚，泛于肌肤，故而成浮肿。

　　（2）肾虚　肾主温煦，肾虚则温煦无力，肾阳敷布受碍，在经行时经血下注，阴盛于下，肾阳更虚，温煦乏力，不能化气行水，故而水泛而肿。

　　（3）气滞　情志久郁，经行不畅，气机不利，升降失司，水道通调不利，水湿不运，水泛为肿。

症　状

　　（1）脾虚　经行面目四肢浮肿，按之没指，脘闷腹胀，纳少便溏，神疲乏力，经行量多，且色淡红。苔薄白，舌淡，脉濡细。

　　（2）肾虚　经行面肢浮肿，下肢尤甚，按之凹陷不起，腰骶冷痛，大便溏薄，月经后期，量少色淡。苔薄，舌淡，脉沉弱。

　　（3）气滞　经前或者经行面目及四肢肿胀，随按随起，少腹胀痛，经行不畅，经色偏暗。苔薄腻或者白腻，脉弦。

预 防

（1）平时加强体育锻炼，增强体质，对经行水肿的预防有益。

（2）经行前，应保持心情舒畅，消除经行水肿的紧张心理。

（3）应适当减轻工作量，注意休息，睡眠时宜采取右侧卧位，以利血液循环。

（4）忌食刺激性海腥食物。应注意进食营养丰富的食物，比如鲤鱼或鲫鱼汤、鸭汤及鸡蛋、猪肝、冬瓜、赤豆、桂圆和薏苡仁等。

（5）宜低盐饮食，行经之前适当控制水分摄入量，以免引起或加重水肿。平时饮食宜清淡，少食腌制品或过分油腻的食物。

调 养

中药方剂

◎ **五皮饮加减**

【材料】 白术 15 克，茯苓皮 12 克，冬葵子 12 克，大腹皮 12 克，桑白皮 9 克，当归 9 克，白芍 9 克，陈皮 6 克，木香 6 克，生姜皮 5 克，桂枝 5 克。浮肿甚，伴乏力者：加党参 10 克，黄芪 12 克。大便溏薄者：去当归，加山药 10 克，扁豆衣 10 克，肉桂 2.5 克（后下）。经行量多者：加仙鹤草 30 克，旱莲草 15 克，黄芪 15 克，小蓟草 12 克，生蒲黄 12 克（包煎）。

【制法】 将以上药物加清水早晚各煎 1 次，取汁。

【用法】 每日 1 剂。早晚各 1 次，温热口服。

【功效】 健脾渗湿，调经消肿。适用于脾虚型经行浮肿。

◎ **真武汤加减**

【材料】 茯苓 20 克，白术 15 克，白芍 12 克，泽泻 10 克，熟附片 9 克（先煎），生姜 9 克，淫羊藿 9 克，巴戟天 9 克，猪苓 12 克，当归

9 克，小茴香 9 克，陈皮 6 克。腰骶冷痛较甚者：加杜仲 10 克，菟丝子 12 克，鹿角胶 12 克（烊冲），怀牛膝 9 克。大便溏薄者：去当归，加丹参 10 克，赤芍 12 克。乏力者：加黄芪 15 克，党参 12 克。

【制法】 将以上药物加清水早晚各煎 1 次，取汁。

【用法】 每日 1 剂。早晚各 1 次，温热口服。

【功效】 温肾利水，调经消肿。适用于肾虚型经行浮肿。

◎ 天仙藤散加减

【材料】 天仙藤 15 克，桑白皮 12 克，制香附 9 克，乌药 10 克，木瓜 9 克，生姜皮 9 克，槟榔 9 克，当归 9 克，白术 9 克，川芎 6 克，陈皮 6 克，甘草 3 克。经行不畅，少腹胀痛者：加赤芍 12 克，泽兰叶 10 克，红花 6 克，路路通 9 克。浮肿较严重者：加泽泻 12 克，车前子 10 克（包煎），防风 9 克。经前乳胀者：加柴胡 9 克，八月札 9 克，郁金 9 克。

【制法】 将以上药物加清水早晚各煎 1 次，取汁。

【用法】 每日 1 剂。早晚各 1 次，温热口服。

【功效】 健脾理气，调经消肿。适用于气滞型经行浮肿。

药茶

◎ 冬瓜皮茶

【材料】 冬瓜皮 60 克。

【制法】 水煎服。

【用法】 每日 1 剂。

【功效】 清热利水。适用于湿热型经行浮肿。

◎ 蚕豆壳冬瓜皮茶

【材料】 蚕豆壳 20 克，冬瓜皮 50 克，红茶 20 克。

【制法】 将以上 3 味加水 1500 毫升，煎煮成约 500 毫升，去渣取汁。

【用法】 代茶饮，每日 1 剂。

【功效】 健脾除湿，利尿消肿。适用于脾虚水湿不利型经行浮肿。

◎ 车前草薏苡仁茶

【材料】 车前草 30 克，薏苡仁 30 克。

【制法】 水煎服。

【用法】 每日 1 剂。

【功效】 清热利湿。适用于湿热型经行浮肿。

药粥

◎ 榛子赤豆粥

【材料】 榛子仁 150 克，赤小豆 100 克，白糖适量。

【制法】 将榛子仁、赤小豆分别洗净，一同入锅，加入适量清水，先用大火烧开，再转用小火熬煮成粥状，加白糖调味，即成。

【用法】 每日服 1 剂。

【功效】 补益脾胃，利水除湿。适用于脾虚水湿不利型经行浮肿。

◎ 茯苓白术粥

【材料】 茯苓 15 克，白术 10 克，粳米适量。

【制法】 将上料同煮为粥即成。

【用法】 每日 1 次。

【功效】 健脾渗湿。适用于脾虚水湿不利型经行浮肿。

◎ 冬瓜赤小豆粥

【材料】 冬瓜 500 克，赤小豆 30 克，粳米 50 克。

【制法】 将冬瓜去皮瓤，洗净，与淘洗干净的粳米、赤小豆一同入锅，加入适量清水，先用大火烧开，再转用小火熬煮成稀粥即成。

【用法】 每日服 2 次。

【功效】 利小便，消水肿，解热毒，止消渴。适用于肾虚湿热型经行浮肿。

◎ 鸡蛋黑豆粥

【材料】 黑豆 30 克，鸡蛋 2 枚，小米 90 克。

【制法】 将以上 3 味洗净，一同放入砂锅，加入水 500 毫升，煮至蛋熟，去蛋壳后继续煮至粥熟。

【用法】 每日服 1 剂，温热食用。

【功效】 滋补肝肾，补脾健中。适用于肝肾脾均虚型经行浮肿。

药汤

◎ 黑豆薏苡仁汤

【材料】 黑豆 100 克，薏苡仁 30 克。

【制法】 将黑豆和薏苡仁分别淘洗净，一同入锅，加入适量清水，先用大火煮沸，再转用小火煎熬约 1 小时，即成。

【用法】 当点心食用。

【功效】 补肾健脾，利水消肿。适用于脾肾俱虚型经行浮肿。

◎ 鲫鱼冬瓜皮汤

【材料】 冬瓜皮 60 克，薏苡仁 30 克，重约 250 克鲜鲫鱼 1 条，生姜、精盐各适量。

【制法】 将鲫鱼去鳞、鳃及内脏，洗净后放入锅内，将冬瓜皮、薏苡仁洗净一同入锅，酌加生姜、精盐等调料，先用大火煮沸，再转用小火煎煮 30 ～ 40 分钟，以薏苡仁熟烂为度，即成。

【用法】 饮汤吃鱼肉。

【功效】 补脾益气，利水消肿。适用于脾虚水湿泛溢型经行浮肿。

◎ 鸡肉冬瓜汤

【材料】 鸡肉 300 克，冬瓜 500 克，党参 10 克，薏苡仁 20 克，生姜 6 克，葱 10 克，精盐 4 克，味精 2 克。

【制法】 将党参去杂烘干研末，薏苡仁去壳洗净，鸡肉洗净切成条，冬瓜刮去粗皮切块，葱、姜洗净。净锅置大火上，加入清水适量，加入鸡肉烧开，撇去浮沫，再加薏苡仁、生姜片、葱节，烧至鸡肉刚熟时加入冬瓜、党参。烧开后改用小火炖熟，加入精盐、味精调味，即成。

【用法】 佐餐食用。

【功效】 补中益气，健脾利湿，消肿轻身。适用于脾虚水湿不利型经行浮肿。

保健菜肴

◎ 泥鳅炖豆腐

【材料】 泥鳅鱼 500 克，豆腐 250 克，生姜片 5 克，精盐、黄酒、麻油各适量。

【制法】 将泥鳅放进竹篓里盖好，用热水烫死，冷水洗去黏液，再去除鳃及肠肚，洗净，切成 5 厘米长的鱼段，与漂洗干净切成小块的豆腐及生姜一同入锅，加入适量清水，然后大火煮沸，加入少许精盐、黄酒调味，移至小火上炖约 30 分钟，待鱼熟时淋上麻油即成。

【用法】 每日服 1 剂，连服数日，至症状改善。

【功效】 补中益气，清热祛湿。适用于气虚湿热型经行浮肿。

◎ 赤小豆蒸乌骨鸡

【材料】 约 1500 克重活乌骨鸡 1 只，赤小豆 300 克，黄酒 15 克，白糖适量。

【制法】 将乌骨鸡宰杀去毛，剖腹洗净，沥干，切小块，备用；将赤小豆洗净，沥干，备用。取大搪瓷盆 1 只，倒入约一半赤小豆垫底，铺上一层鸡块，再倒入另一半赤小豆，然后再铺上鸡块和内脏，淋上黄酒，加入白糖适量，放入锅中，隔水用大火蒸 3 小时，离火即成。

【用法】 每日服 2 次，1 剂分 4～5 天吃完。

【功效】 补益脾肾。适用于脾肾虚弱型经行浮肿。

◎ 荠菜拌豆腐

【材料】 荠菜 250 克，豆腐 100 克，精盐、味精、麻油、姜末各适量。

【制法】 先将豆腐切成方块，然后用开水略烫一下；将荠菜去杂洗净，用开水焯一下，凉后切成细末，撒在豆腐上，再加入精盐、味精和姜末拌匀，淋上麻油即成。

【用法】 佐餐食用。

【功效】 利湿通淋。适用于湿热型经行浮肿。

◎ 素炒黄豆芽

【材料】 黄豆芽 500 克，酱油、精盐、白糖、姜片、豆油各适量。

【制法】 先将黄豆芽洗净去杂。油锅烧热，倒入黄豆芽煸炒至半熟，加入酱油、精盐、白糖、姜片和清水，盖上锅盖，焖几分钟，再加入白糖小火加热至豆芽入味即成。

【用法】 佐餐食用。

【功效】 补益脾胃，宽中下气，清热利湿。适用于脾虚湿热型经行浮肿。

熏 洗 法

◎ 方 1

【组方】 麻黄、羌活、柴胡、苍术、紫苏梗、荆芥、防风、忍冬藤、牛蒡子、柳枝、葱白各适量。

【用法】 将以上各药同入砂锅水煎取汁，倒入脚盆，待药温降至40℃时，浸洗双脚或沐浴全身，待出汗即可。每日 1 剂，从经前数天开始，直用至经行水肿消失。

【功效】 疏风散寒，利水消肿。适用于脾虚水湿不利型经行浮肿。

◎ **方2**

【组方】 赤小豆 750 克。

【用法】 加入清水 1000 毫升，以文火煎煮，待赤小豆熟烂后，滤汁入盆，待汁温降止 50℃左右时，浸洗双脚及膝关节。每日 1 次，经前数天开始，直用至经行水肿消失。

【功效】 清热解毒，利水消肿。适用于各型经行浮肿。

按 摩 法

◎ **方法1**

【取穴】 水道、水分、三焦俞、膀胱俞等穴。脾虚者加配中脘、足三里、脾俞等穴，肾虚者加配关元、肾俞、三阴交等穴，气滞血瘀者加配膈俞、血海、复溜、三阴交等穴。

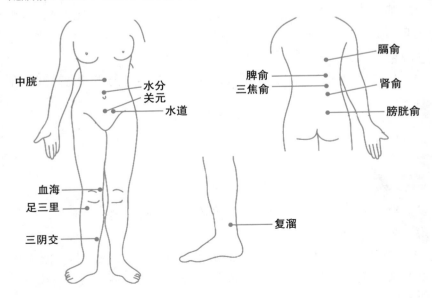

【方法】　先用手指揉按水道、水分、三焦俞及膀胱俞穴各 2 分钟；脾虚者，加按中脘、脾俞、足三里等穴各 2 分钟；肾虚者，加按关元、肾俞及三阴交等穴各 2 分钟；气滞血瘀者，加按膈俞、血海、复溜、三阴交等穴各 2 分钟。每日 1 次，从经前数天开始，直按摩至经行浮肿消失。

【功效】　利水消肿。适用于各型经行浮肿。

◎ 方法 2

【取穴】　脾俞、胃俞、三焦俞、小肠俞、气海、关元、水道、中极、三阴交等穴。

【方法】　每日 1 次，从经前数天开始，直按摩至经行水肿消失。其操作步骤如下：

（1）点按脾俞、胃俞、三焦俞及小肠俞穴各 1 ~ 2 分钟。

（2）推运脘腹 4 ~ 5 分钟后，再重点点按气海、关元、水道、中极及三阴交穴各 1 ~ 2 分钟。

（3）提拿足三阳经（即足太阳膀胱经、足阳明胃经、足少阳胆经）各 3 ~ 5 分钟，再重点点按两侧足三里穴各 2 分钟。

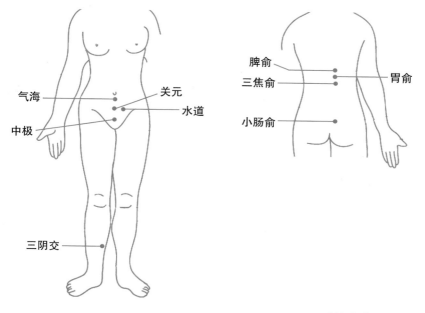

【功效】 利水消肿。适用于各型经行浮肿。

敷 贴 法

【组方】 蓖麻子70粒,紫皮独头蒜1个。

【制法及用法】将以上2味共捣为泥和匀,敷贴于两足底涌泉穴,外用纱布、胶布固定。每日1次,以在晚上睡前敷贴为宜,以防止走动时足心药物移位。从经前数天开始,直用至经行水肿消失。若出现水泡,则停用。

【功效】 利水消肿。适用于肾虚型经行浮肿。

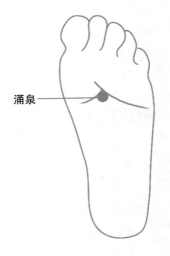

涌泉

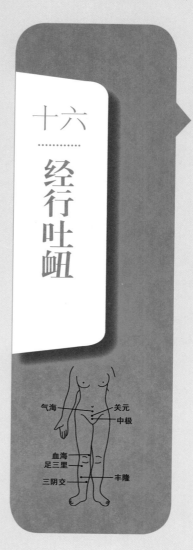

十六

经行吐衄

病因

症状

预防

调养

每值经前或经期出现有规律的吐血或衄血者，称之为"经行吐衄"，又称"倒经""逆经"。本病以青春期少女多见，也可见于育龄期妇女。本病相当于西医代偿性月经。

病　因

（1）肝经郁火　素性抑郁，愤怒伤肝，肝郁化火，经期冲脉气盛，气火上逆，肝脉入颅，气火循经上犯，损伤阳络，发为经行吐衄。

（2）阴虚肺燥　素体阴虚，或者大病久病，耗损精血，阴虚内热，或者忧思不解，积念在心，心火偏亢，经期冲脉气盛，气火上逆，灼肺伤津，损伤肺络，发为经行吐衄。

症　状

（1）肝经郁火　经前或者经期吐血或者衄血，量多色鲜红，烦躁易怒，头昏且胀，口苦胁胀。苔黄，舌红，脉弦数。

（2）阴虚肺燥　经行吐衄，量少色红，常伴有头晕耳鸣，手足心热，颧红潮热，干咳咽燥。舌红或者红绛，苔花剥或者无苔，脉细数。

预　防

（1）根据疾病的原因，平时有针对性地服用滋肾阴、清相火的药物进行预防，减少或杜绝温热性的食物以及精神的刺激。

（2）有衄血史者，平时饮食宜清淡，忌辛辣煎烤食物。

（3）应保持心情舒畅，尤其经前或经期更要稳定情绪，防止经血上逆而致衄血。经前可酌服逍遥丸、越鞠丸等以疏泄肝气，调畅情志。

（4）有子宫内膜异位症者应当同时调养该病。

（5）阴虚火旺者经前7天预服知柏地黄丸，也可预防经行吐衄。

调 养

中药方剂

◎ 清肝引经汤加减

【材料】 生白芍 15 克，生地黄 12 克，旱莲草 12 克，丹皮 10 克，生山栀 10 克，当归 9 克，黄芩 10 克，川楝子 10 克，茜草 12 克，川牛膝 9 克，生甘草 3 克。肝火旺盛，急躁易怒者：加龙胆草 10 克，郁金 9 克，麦冬 12 克。便秘者：加生大黄 3 克（后下）。

【制法】 将以上药物加清水早晚各煎 1 次，取汁。

【用法】 每日 1 剂。早晚各 1 次，温热口服。

【功效】 清肝泻火，调经止衄。适用于肝经郁火型经行吐衄。

◎ 顺经汤加减

【材料】 白芍 15 克，芡实 12 克，沙参 10 克，藕节炭 10 克，当归 10 克，生地黄 15 克，丹皮 9 克，茯苓 9 克，荆芥炭 6 克，川牛膝 9 克，白薇 10 克。肾阴虚相火上亢，见目赤口干，头痛耳鸣者：加知柏地黄丸 9 克（分吞）。出血量多者：加百草霜 30 克，茜草炭 12 克，三七末 3 克（吞服）。

【制法】 将以上药物加清水早晚各煎 1 次，取汁。

【用法】 每日 1 剂。早晚各 1 次，温热口服。

【功效】 滋肾润肺，调经止衄。适用于肺肾阴虚型经行吐衄。

药茶

◎ 藕节桑叶白茅根茶

【材料】 干藕节 30 克，桑叶 15 克，白茅根 15 克。

【制法】 水煎去渣。

【用法】 代茶饮。

【功效】 清热凉血止血。适用于肝经郁火之经行吐衄。

◎ 桑叶苦丁茶

【材料】 冬桑叶 15 克，苦丁茶 15 克，冰糖适量。

【制法】 将以上前 2 味加水煎汤，去渣取汁，加入冰糖。

【用法】 代茶饮。

【功效】 疏风清热。适用于风热型经行吐衄。

药粥

◎ 牛膝高粱粥

【材料】 牛膝 6 克，高粱米 200 克，冰糖适量。

【制法】 将牛膝水煎取汁，粳米煮粥，粥成后加入药汁及冰糖，再煮片刻即成。

【用法】 月经前每日 1 次，连服 3 ～ 5 剂。

【功效】 活血祛瘀，引血下行。适用于血瘀型经行吐衄。

◎ 地黄冰糖粥

【材料】 生地黄 50 克，粳米、冰糖各适量。

【制法】 将生地黄水煎取药汁，粳米煮粥，粥成后加入药汁及冰糖，再煮片刻即成。

【用法】 早晚餐食用，每日 1 剂。

【功效】 润肺益肾止血。适用于肺肾阴虚型经行吐衄。

药汤

◎ 百合白及鹌鹑汤

【材料】 鹌鹑1只，玉竹30克，百合30克，白及15克，大枣10枚，精盐、黄酒各适量。

【制法】 将鹌鹑宰杀，去毛及肠杂，洗净，与洗净的百合、玉竹、白及、大枣一同放入锅内，加入黄酒和清水适量，先用大火煮沸，然后转用小火慢炖至鹌鹑肉熟烂，加入精盐调味即成。

【用法】 饮汤吃鹌鹑肉。

【功效】 滋阴润肺，降火止血。适用于阴虚肺燥之经行吐衄。

◎ 黑鱼大枣花生汤

【材料】 黑鱼500克，大枣50克，花生仁50克，精盐、黄酒各适量。

【制法】 将黑鱼剖杀后洗净，与洗净的大枣、花生仁一同放入锅内，加入黄酒和清水适量，先用大火煮沸，然后转用小火慢炖至鱼肉熟烂，加入精盐调味即成。

【用法】 饮汤吃鱼肉。

【功效】 补益气血。适用于气血虚弱型经行吐衄。

保健菜肴

◎ 大枣花生炖猪蹄

【材料】 猪蹄1000克，带衣花生米100克，大枣40枚，黄酒25克，酱油30克，白糖30克，葱段20克，生姜10克，精盐、味精、小茴香、大茴香、花椒各适量。

【制法】 先将花生米、大枣洗净，置碗内浸润。猪蹄去毛洗净，煮四成熟，捞出，用酱油拌匀。锅上火，放油烧七八成热，将猪蹄炸至金黄色捞出，放入锅内，加入清水，加花生米、大枣及黄酒、白糖、葱段、生姜、精盐、味精、小茴香、大茴香、花椒，用大火烧开后转用小火慢炖至熟烂即成。

【用法】 佐餐食用。

【功效】 养血止血。适用于气血虚弱型经行吐衄。

熏 洗 法

【组方】 当归15克，牛膝15克，生地黄15克，茜草12克。

【用法】 将以上药物清水浸泡30分钟，加水2000毫升，煮沸20分钟后去渣取汁，前后二煎药汤混合浴足，每日2次，每次40分钟，药冷后再热再泡，日换药1剂，10日为1疗程。

【功效】 滋阴清热，凉血活血。适用于阴虚肺燥型经行吐衄。

十七
·············

经行泄泻

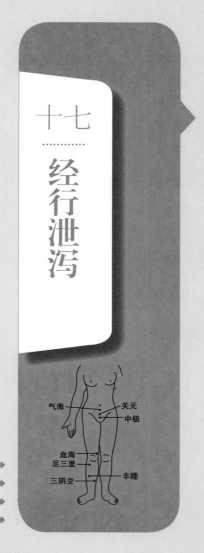

气海 —— ·· —— 关元
—— 中极

血海 ——
足三里 ——
三阴交 —— —— 丰隆

◇ 病因
◇ 症状
◇ 预防
◇ 调养

每逢月经来潮时大便溏薄或者泄泻次数增多，经后大便恢复正常者称之为"经行泄泻"。本病一般在月经来潮前2～3日即开始泄泻，至经净后，大便即恢复正常，也有至经净后数日方止者。

病　因

（1）**脾气虚弱**　脾气主升，脾能统血。在经行之时，则血注于冲脉，以为月经。脾气素虚者，经行时脾气更弱，以致运化无权，清气下陷，故导致水湿停滞于肠，而为经行泄泻。

（2）**肝旺脾弱**　肝主藏血，其性喜疏泄条达，如肝气郁结，克制脾气，则运化乏力，水湿下流，也可引起经行泄泻。

（3）**脾肾两虚**　脾之运化有赖于肾阳的温运以助消化，肾阳不足，故导致脾阳不振，湿浊内聚，经行脾肾更亏，湿困脾阳而致经期大便泄泻。

症　状

（1）**脾气虚弱**　经前或者经行大便泄泻，呈周期性发病，轻者大便溏薄，重者大便清稀，每日2～3次，下腹隐隐作痛，或不痛，或肠鸣，面色少华，精神倦怠，食欲不佳。苔薄白，舌淡胖，脉迟缓无力。

（2）**肝旺脾弱**　经前或者经行大便溏薄或泄泻，倦怠乏力，少腹、胸胁胀痛，腹痛即泻。苔薄白，舌淡，脉细而弦。

（3）**脾肾两虚**　月经前或者经行大便溏薄，或五更泄泻，面色晦暗，腰腿软，下肢畏冷，或脐中隐痛，小便清长。苔白滑，舌质淡，脉沉迟或沉细。

预 防

（1）平时应保持心情舒畅，特别应调理好经前情绪，克服紧张心理。

（2）平时多参加体育活动，增强体质，预防本病的发生。

（3）少食油腻不消化食物。

（4）经后可服用健脾益肾中药调理，增强脾、肾功能，调整冲任气血平衡，以防止复发。

（5）对于经行泄泻久治不愈者，或症状明显加重者，应当考虑肠道病变可能，作大便常规、大便培养或肠镜等检查。

（6）调养期间应当多饮水，最好是喝淡盐水及果汁等，以补充腹泻丢失水的需要，也可以防止腹泻脱水现象的发生。

调 养

中药方剂

◎ 健固汤合四神丸加减

【材料】党参 12 克，茯苓 12 克，炒白术 10 克，炮姜炭 9 克，补骨脂 12 克，肉豆蔻 10 克，巴戟天 10 克，肉桂 5 克（后下），炙甘草 3 克，大枣 10 枚。月经失调，腰酸膝软者：加淫羊藿 10 克，巴戟天 10 克，怀牛膝 9 克。大便久泻不止者：加诃子 9 克，乌梅肉 10 克，禹余粮 12 克。经量少者：加益母草 12 克，香附 9 克。

【制法】将以上药物加清水早晚各煎 1 次，取汁。

【用法】每日 1 剂。早晚各 1 次，温热口服。

【功效】温肾健脾。适用于脾肾两虚型经行泄泻。

◎ 痛泻要方加减

【材料】炒白术 12 克，防风炭 9 克，炒白芍 9 克，茯苓 9 克，陈皮 6 克，柴胡 9 克，吴茱萸 3 克，木香 6 克，炙甘草 3 克，生姜 3 克。月经先后无定期，量少者：加女贞子 9 克，淫羊藿 9 克，佛手片 9 克。胁痛者：加郁金 9 克，八月札 9 克。苔腻者：加厚朴 10 克，枳壳 9 克，山楂炭 10 克。

【制法】将以上药物加清水早晚各煎 1 次，取汁。

【用法】每日 1 剂。早晚各 1 次，温热口服。

【功效】抑肝健脾。适用于肝旺脾弱型经行泄泻。

药茶

◎ 止泻茶

【材料】玫瑰花 6 克，茉莉花 3 克，金银花 9 克，陈皮 3 克，甘草 3 克，绿茶 9 克。

【制法】将以上 6 味，混匀，分 3 ~ 5 份，用沸水冲泡，加盖闷 10 ~ 20 分钟。

【用法】代茶频饮。

【功效】清热解毒。适用于湿热毒结型经行泄泻。

◎ 扶中茶

【材料】炒白术 30 克，生山药 30 克，桂圆 30 克。

【制法】将以上 3 味加水共煮成汤，去渣取汁。

【用法】代茶温饮，不拘时。

【功效】补脾益胃，燥湿和中，固肾益精。适用于脾肾虚弱型经行泄泻。

◎ 补骨脂党参茶

【材料】补骨脂 15 克，赤石脂 15 克，党参 15 克。

【制法】 将以上 3 味水煎。

【用法】 分 2 次服。

【功效】 温经止泻。适用于脾肾阳虚之经行泄泻。

药粥

◎ 茯苓粉粥

【材料】 茯苓粉 20 克，粳米 100 克。

【制法】 先将粳米淘洗干净，加入水煮粥，待粥半熟时加入茯苓粉，继续煮至粥熟，即成。

【用法】 每日服 1 剂，早晚食用。

【功效】 补益脾胃。适用于脾胃虚弱型经行泄泻。

◎ 莲子薏苡仁粥

【材料】 白莲肉 30 克，薏苡仁 30 克，粳米 100 克。

【制法】 先将莲子肉泡去皮，与淘洗干净的粳米和薏苡仁一同放入砂锅中，加入适量清水，煮成粥即成。

【用法】 每日服 1 剂，分数次食用。

【功效】 健脾祛湿。适用于经行泄泻。

◎ 芡实百合粥

【材料】 芡实 60 克，百合 60 克，粳米 50 克。

【制法】 共煮稀粥。

【用法】 早晚餐食用。

【功效】 健脾止泻。适用于脾虚所致的经行泄泻。

◎ 白扁豆橘皮粥

【材料】 白扁豆 50 克，鲜橘皮 30 克，粳米 50 克。

【制法】 鲜橘皮洗净，切成丝或切成碎末待用。将白扁豆洗干净放入砂锅，加入适量水，武火煮沸，改用文火煨煮 40 分钟，待白扁豆熟烂，加入淘洗净的粳米及橘皮丝（或橘皮碎末），继续用文火煨煮成稠粥即成。

【用法】早晚餐分食。

【功效】补脾助运。适用于脾胃虚弱型经行泄泻。

药汤

◎ 鹅肉沙参玉竹汤

【材料】鹅肉 250 克，玉竹 15 克，北沙参 15 克，山药 30 克，精盐适量。

【制法】将鹅肉洗净切小块，沙参、玉竹、山药洗净，一同入锅，加入适量清水，先用大火煮沸，再转用小火慢炖至鹅肉熟烂，加入精盐调味，即成。

【用法】饮汤吃鹅肉。

【功效】补益脾胃。适用于脾胃虚弱型经行泄泻。

◎ 猪肉莲子芡实汤

【材料】猪肉 200 克，莲子肉 50 克，芡实肉 50 克，精盐适量。

【制法】将猪肉洗净切块，与莲子及芡实一同放入锅内，加入适量清水，煨汤，熟后加少量精盐调味，即成。

【用法】不拘时食用。

【功效】补肾固脾。适用于脾肾虚弱型经行泄泻。

◎ 姜汁鸭蛋汤

【材料】姜汁 5 克，鸭蛋 1 枚。

【制法】将清水 200 毫升煮沸，然后将鸭蛋去壳搅匀，加入姜汁，倒入沸水中煮成蛋花汤。加入精盐少许调味即成。

【用法】佐餐当汤，每日 1 剂。

【功效】 祛寒，止泄泻。适用于虚寒型经行泄泻。

保健菜肴

◎ 醋炒豆腐

【材料】 豆腐 500 克，豆油 50 克，葱花少许，醋 50 克，食盐少许。

【制法】 先将豆油烧热，再加入葱花和盐少许，然后倒入豆腐，用锅铲将豆腐压成泥状后翻炒，加入醋，再加入少许水继续翻炒，起锅即成。

【用法】 温热空腹食用，每日食用 2 次，连服 5 ～ 7 天为 1 疗程。

【功效】 调和脾胃，收敛止泻。适用于脾胃虚弱型经行泄泻。

◎ 荔枝扁豆

【材料】 干荔枝肉 30 克，炒扁豆 20 克。

【制法】 将干荔枝肉和扁豆洗净，一同入锅，加入适量清水，煎煮 40 分钟左右，至荔枝肉和扁豆熟烂即成。

【用法】 当点心食用。

【功效】 补气和中，健脾止泻。适用于脾气虚弱型经行泄泻。

◎ 陈皮菜豆

【材料】 菜豆 300 克，陈皮 20 克，精盐、胡椒粉、味精各适量。

【制法】 先将菜豆洗净，用温水浸泡一夜；陈皮洗净切成末，备用。将以上 2 味一同入锅，加入适量清水，先用大火煮沸，然后改用小火熬煮，至菜豆熟烂为度，加入胡椒粉精盐和味精调味即成。

【用法】 可供早晚餐当小菜食用。

【功效】 补益脾胃。适用于脾胃虚弱型经行泄泻。

熏 洗 法

◎ 方 1

【组方】 吴茱萸 30 克，肉豆蔻 20 克，桂枝 20 克，木香 20 克，陈皮 20 克，米壳 20 克。

【用法】 将以上各味入锅，加水煎汤备用。使用时，先熏后洗双手，每次 30 分钟左右。每日 1 剂，每剂可熏 2 ～ 3 次，第二、三次熏洗前，药液应当再加热。从经前数天开始，直用至经行腹泻止。

【功效】 温肾助阳，止泻。适用于肾阳虚型经行泄泻。

◎ 方 2

【组方】 吴茱萸 15 克，茯苓 15 克，泽泻 15 克，白术 15 克，白扁豆 15 克，丁香 9 克。

【用法】 将以上各味入锅，加水 2000 毫升，先用大火煮沸，再改用小火煮 15 ～ 20 分钟，取汁入盆，待药温降至 50℃ 左右时浴双脚，每次 25 分钟左右。每日 1 剂，第二次足浴前，将药液和药渣再一起煎煮后使用。如在睡前使用则更好。

【功效】 健脾涩肠。适用于肝旺脾弱型经行泄泻。

◎ 方 3

【组方】 艾叶 10 克，胡椒 10 克，透骨草 9 克，吴茱萸 6 克。

【用法】 将以上各味入锅，加水 1000 毫升，先用大火煮沸，后改用小火煎煮 30 分钟，取汁浴足，每次 25 分钟左右。每日 1 剂，第二次足浴前，将药液和药渣再一起煎煮后使用。如在睡前使用则更好。

【功效】 温肾助阳，止泻。适用于肾阳虚型经行泄泻。

◎ 方 4

【组方】 地榆 20 克，地肤子 20 克，陈皮 10 克，桂枝 10 克，干姜 10 克。

【用法】 将以上各味入锅，加水 1500 毫升，先用大火煮沸，后改用小火煎煮 30 分钟，取汁浴足，每次 25 分钟左右。每日 1 剂，第二次足浴前，将药液和药渣再一起煎煮后使用。如在睡前使用则更好。

【功效】温中散寒，止泻。适用于肝旺脾弱型经行泄泻。

按摩法

◎ 方法 1

【取穴】中脘、天枢、关元、胃俞、脾俞、肾俞、大肠俞、曲池、合谷、足三里等穴。

【方法】以拇指、食指或中指在所取穴位上揉按，每穴按揉200～500下，每日1次。

【功效】健脾和胃，涩肠止泻。适用于脾气虚弱型经行泄泻。

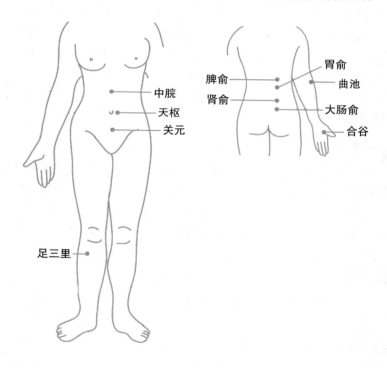

◎ 方法 2

【取穴】中脘、天枢、大横、关元、脾俞、大肠俞、长强等穴。

【方法】 患者仰卧，术者用深沉有力的拇指按揉法从中脘穴开始，经天枢、大横穴，逐渐向下按揉至关元穴，反复操作 5～6 遍；然后绕脐逆时针方向摩动 100 圈，再在小腹部顺时针方向掌揉 100 次。让患者俯卧位，搓脊柱两旁从脾俞、肾俞穴到大肠俞穴，每侧各 5 分钟；接着，用双手拇指在脊柱两侧按揉脾俞、胃俞、肾俞、大肠俞、长强穴各 30 秒钟；最后，用手掌擦腰背部 10 分钟左右，以局部皮肤发热为度。

【功效】 培元固本，补益脾胃，止泻。适用于肝旺脾弱型经行泄泻。

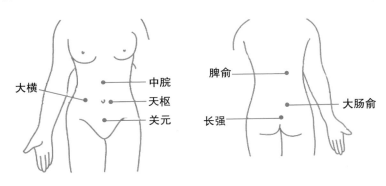

◎ 方法 3

【取穴】 中脘、神阙、天枢、气海、关元、脾俞、大肠俞、肾俞、八髎、长强等穴。

【方法】 患者仰卧，术者先以一指禅推法由中脘穴开始，缓慢向下推至关元穴，往返 5～6 次；然后按揉中脘、神阙、天枢、气海、关元穴各 2～3 分钟；再逆时针方向摩腹 8 分钟。令患者俯卧，以一指禅推法从膀胱经脾俞穴始，缓慢向下推至大肠俞穴，往返各做 5～6 次；按揉脾俞、大肠俞、肾俞、长强穴各 3 分钟；再擦长强、八髎穴各 3～5 分钟，以透热为度；最后捏脊 3～5 分钟，以局部酸胀为度。

【功效】 健脾和胃，涩肠止泻。适用于各型经行泄泻。

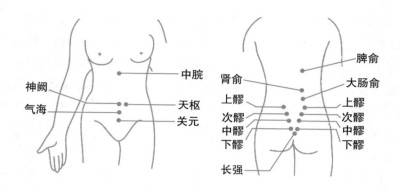

【取穴】 中脘、神阙、天枢、气海、长强、脾俞、肾俞、大椎、百会、足三里等穴。

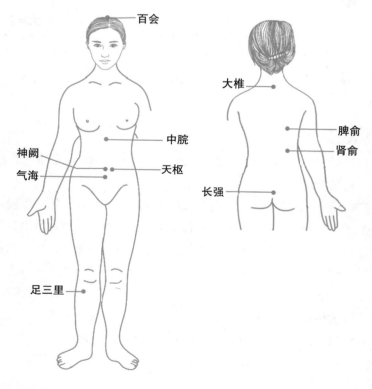

【方法】 患者仰卧，术者掌面平按于患者腹部，并且略施加压力，带动腹肌做旋转运动 5 ~ 10 分钟；揉天枢穴 100 次，以食、中、无名指点按中脘、天枢、气海穴各 1 ~ 2 分钟。让患者俯卧，暴露背部皮肤，术者分别用中指、食指蘸滑石粉揉长强穴 100 次，再揉脾俞、肾俞、大椎、百会穴各 100 次；双手提捏督脉及两侧膀胱经皮肤，从长强穴至大椎穴，做 10 次；最后揉双侧足三里穴各 100 次。

【功效】 健脾益气，涩肠止泻。适用于各型经行泄泻。

敷 贴 法

◎ 方1

【组方】 川木通 200 克，泽泻 100 克，猪苓 100 克，苍术 100 克，高良姜 100 克，川朴 100 克，肉桂 100 克，肉豆蔻 90 克，香油 2500 克，樟丹适量。

【制法及用法】将以上前 8 味入香油锅中炸枯，去渣取汁，用樟丹收膏，贮存备用。使用时，取适量膏剂敷贴于脐部，每日或隔日换药 1 次；从经前数天开始，直用至经行腹泻止。

【功效】 温阳除湿，止泻。适用于脾肾两虚型经行泄泻。

◎ 方2

【组方】 当归 200 克，大茴香 200 克，小茴香 200 克，白芷 200 克，肉桂 100 克，乳香 100 克，没药 100 克，木香 100 克，沉香 100 克，母丁香 100 克，麝香 15 克。

【制法及用法】将以上各味共研为细末和匀，用 7500 克香油加 3200 克芡实末收成膏，制成膏药基质，贮存备用。使用时，用膏药基质 500 克，对药末 25 克和匀，取部分加热化开，涂敷于脐中即可。每日或隔日 1 次，从经前数天开始，直用至经行腹泻止。

【功效】 温肾助阳，活血止泻。适用于脾肾两虚型经行泄泻。

◎ 方 3

【组方】 食盐 100 克，吴茱萸 50 克。

【制法及用法】将二者捣碎和匀，放入锅中同炒热，用纱布包好，趁热敷于脐部，冷时炒热再敷。每 3 日换敷 1 次，从经前数天开始，直用至经行腹泻止。

【功效】 温肾涩肠。适用于肾阳虚型经行泄泻。

◎ 方 4

【组方】 艾绒、十滴水各适量。

【制法及用法】艾绒放入金属小盆内，加适量清水，用酒精加热，加入 10 滴水搅拌均匀，继续加温 1 ～ 2 分钟后，用手取出艾绒，挤压至不滴水、不烫手时，敷贴于患者的肚脐上，外用纱布固定即可。每日换敷 1 次，从经前数天开始，直用至经行腹泻止。

【功效】 暖腹止泻。适用于虚寒型经行腹泻。

◎ 方 5

【组方】 胡椒 9 克，麝香暖脐膏 1 张。

【制法及用法】将胡椒烘干后磨为细末，填于脐眼，外贴麝香暖脐膏。每日或隔日换贴 1 次，从经前数天开始，直用至经行腹泻止。

【功效】 暖腹止泻。适用于虚寒型经行腹泻。

◎ 方 6

【组方】 丁香、肉桂、甘松、干姜各适量。

【制法及用法】将以上各味粉碎为末和匀，贮存备用。使用时，取药末 10 克与适量面粉和匀，加入适量水调成糊，制成小饼，敷贴于脾俞、胃俞、肾俞、足三里穴。隔日 1 次，从经前数日开始，直用至经行腹泻止。

【功效】 温肾健脾，益气止泻。适用于脾肾两虚型经行泄泻。

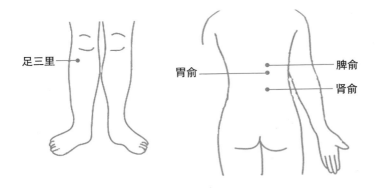

◎ **方7**

【组方】 吴茱萸、枯矾、面粉各适量。

【制法及用法】将以上各味为末和匀，贮存备用。使用时，取药末10克，用适量面粉、水调和成膏制成小圆饼敷贴于神阙、中脘、梁门、脾俞穴。隔日1次，从经前数天开始，直用至经行腹泻止。

【功效】 健脾和胃，涩肠止泻。适用于脾虚型经行泄泻。

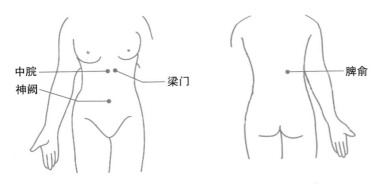

拔 罐 法

◎ **方法1**

【取穴】 神阙、天枢等穴。

【方法】 患者取仰卧位，穴位皮肤常规消毒，采用6厘米口径中号火罐拔3罐（即神阙穴拔1罐、天枢穴左右各拔1罐）。1～3日拔罐1次，从经前数天开始，直用至经行腹泻止。

【功效】 培元固本，补益脾胃，理肠止泻。适用于脾虚型经行泄泻。

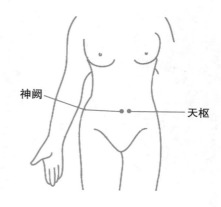

◎ 方法2

【取穴】 一组：天枢、关元、足三里、上巨虚等穴。二组：大肠俞、小肠俞、足三里、下巨虚等穴。

【方法】 任选一组，不同位置选用不同口径火罐拔罐，每日或隔日1次。从经前数日开始，直用至经行腹泻止。

【功效】 健脾益气，涩肠止泻。适用于脾虚型经行泄泻。

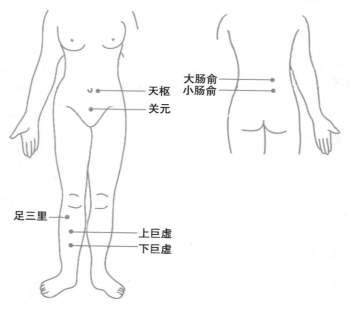

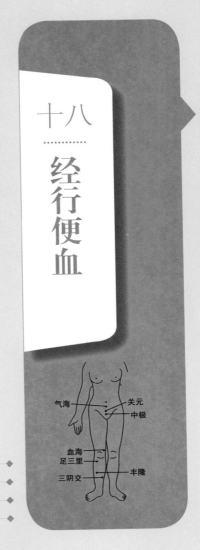

十八

经行便血

◆ —— 病因 ——
◆ —— 症状 ——
◆ —— 预防 ——
◆ —— 调养 ——

气海　　　　关元
　　　　　　中极

血海
足三里　　　　丰隆
三阴交

每逢经前或者经行大便下血，经量减少，称为"经行便血"。多见于有痔疮疾患的妇女，也可见于子宫内膜异位症伴直肠异位病灶的妇女。本病属中医的经行前后诸症。

病　因

（1）脏热　素体阳盛或者有痔疾，又嗜食辛热药食，蕴热于下，经前盆腔充血而致。

（2）脏虚　脏腑素虚，无法摄血而致。

症　状

（1）脏热　经前或者经行大便下血，血色鲜红，口苦心烦，溲赤便秘，头昏脑胀，经量减少。苔黄或黄腻，舌红，脉滑数。

（2）脏虚　经行或者经后大便下血，色淡清稀，头晕目花，乏力倦怠，面色萎黄，经血色淡。苔薄，舌淡，脉细弱。

预　防

（1）本病患者均有不良饮食习惯，嗜烟、酒或辛热食品，故患者要戒烟，少喝酒，不食或少食辛热食品。

（2）宜多吃素食，保持大便通畅。

（3）如果经行或者经行前后便血病程较长，或者经调治无效，应作必要检查，鉴别有否肠道病变，如肠癌、肠息肉等。

调　养

中药方剂

◎ 补中益气汤加减

【材料】 灶心土 30 克（包煎），炒白术 15 克，黄芪 15 克，党参 12 克，大白芍 12 克，陈皮 6 克，升麻 6 克，柴胡 6 克，当归身 10 克，仙鹤草 30 克，地榆炭 12 克。出血量多者：加阿胶 10 克（烊冲），花蕊石 15 克，牛角鳃 12 克。脏虚挟热者：加麦冬 12 克，丹皮 9 克。有腹痛者：加延胡索 12 克，生蒲黄 12 克（包煎）。

【制法】 将以上药物加清水早晚各煎 1 次，取汁。

【用法】 每日 1 剂。早晚各 1 次，温热口服。

【功效】 补中益气止血。适用于脏虚型经行便血。

◎ 脏连丸加减

【材料】 地榆 15 克，生地炭 15 克，槐花炭 12 克，山茱萸 9 克，当归 9 克，炒白芍 9 克，丹皮 9 克，旱莲草 12 克，黄柏 9 克。经少不畅伴痛经者：加生蒲黄 12 克（包煎），败酱草 15 克。口干苔黄腻者：加厚朴 10 克，麦冬 12 克。大便秘结者：加天花粉 12 克，火麻仁 9 克，或生大黄 5 克（后下）。

【制法】 将以上药物加清水早晚各煎 1 次，取汁。

【用法】 每日 1 剂。早晚各 1 次，温热口服。

【功效】 清热凉血止血。适用于脏热型经行便血。

药茶

◎ 槐花地榆茶

【材料】 地榆 30 克，槐花 15 克。

【制法】 水煎。

【用法】 经前 3 ~ 5 日饮服，经行停服。

【功效】 清热止血。适用于血热型经行便血。

◎ 槐花生地茶

【材料】 槐花 15 克，生地黄 15 克，仙鹤草 10 克，地榆炭 10 克。

【制法】 水煎。

【用法】 经前 3 ~ 5 日服，经行停服。

【功效】 清热止血。适用于血热型经行便血。

◎ 椿皮茶

【材料】 椿皮 60 克。

【制法】 水煎。

【用法】 每日 1 剂。

【功效】 清热止血。适用于血热型经行便血。

药粥

◎ 木耳大枣粥

【材料】 黑木耳 30 克，大枣 5 枚，冰糖适量，粳米 100 克。

【制法】 将黑木耳用温水浸泡约 1 小时后洗净，大枣洗净，与淘洗干净的粳米一同入锅，加入适量清水，先用大火烧开，再转用小火熬煮成稀粥，调入冰糖即成。

【用法】 每日服 1 剂，分早晚 2 次食用。

【功效】 补血止血。适用于血虚型经行便血。

药汤

◎ 大肠槐米柏仁汤

【材料】 猪大肠 1 条，槐花米 100 克，柏子仁 15 克。

【制法】 先将猪大肠洗净，然后将槐花米、柏子仁塞入猪大肠内，再将猪大肠放入砂锅中，加入适量清水，煮 3 ～ 4 小时，即成。

【用法】 不拘时饮汤。

【功效】 健脾收敛，止泻止血。适用于脾虚型经行便血。

◎ 猪肉大枣汤

【材料】 猪肉 500 克，大枣 30 克。

【制法】 先将猪肉洗净切片，大枣洗净，一同入锅，加入适量清水，先用大火煮沸，再转用小火慢炖至肉烂熟即成。

【用法】 饮汤吃肉和大枣。

【功效】 补益气血。适用于脾虚型经行便血。

保健菜肴

◎ 荸荠豆浆

【材料】 荸荠 100 克，豆浆 250 克，白糖 25 克。

【制法】 先将荸荠用清水洗净，用沸水烫约 1 分钟，再用榨汁器打汁备用；将生豆浆放在锅内烧沸，掺入荸荠汁水，待再次煮沸后倒入碗中，加白糖搅匀，即成。

【用法】 每日服 2 ～ 3 次。

【功效】 润肺养胃，清热生津，止咳化痰。适用于肺胃阴虚型经行便血。

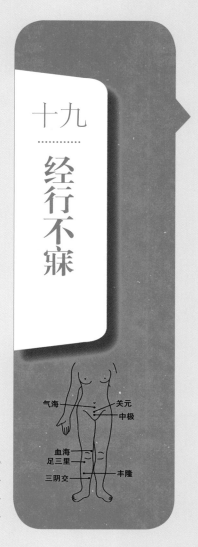

十九

经行不寐

病因

症状

预防

调养

气海　　关元
中极

血海
足三里　　　丰隆
三阴交

经行不寐是指平时睡眠正常，每值月经来潮前后或经期出现失眠，甚则通宵无法入睡，经净后逐渐恢复正常的一种病症。

病　因

（1）阴虚火旺　阴血亏虚，心火偏旺，心阴不足，心脑失养而致。

（2）心肝火旺　久郁伤肝化火，心肝火旺，火旺伤阴，心火益盛而致。

（3）心脾失养　经前思虑过度，劳伤心脾，加上经血过多，心失血养，而致失眠。

症　状

（1）阴虚火旺　经行或者经前失眠心烦，经量多，色红，先期，口干咽燥。苔薄，舌尖红，脉细数。

（2）心肝火旺　经前彻夜不寐，心烦易怒，头痛头胀，乳胀经多。苔黄，舌尖红，脉弦。

（3）心脾失养　经行或经后失眠，或者彻夜不寐，头晕目眩，心悸健忘，神疲乏力。苔薄，舌淡，脉细弱。

预　防

（1）起居宜有常，适当安排劳逸时间，避免过度劳累，影响睡眠。

（2）要注意保持心情舒畅乐观，防止不良情绪。

（3）饮食宜清淡可口，易于消化，忌服膏粱厚味之品。

（4）忌食辛辣食品。

调　养

中药方剂

◎ 天王补心丹加减

【材料】党参 10 克，玄参 10 克，丹参 10 克，茯神 10 克，远志 5 克，五味子 6 克，当归 10 克，天冬 10 克，麦冬 10 克，酸枣仁 9 克，生地黄 15 克，柏子仁 10 克。热盛伤阴者：加川连 1.5 克，阿胶 9 克(烊冲)，鸡子黄 1 枚（冲）。经量多者：加旱莲草 15 克。心烦者：加生山栀 10 克，八月札 10 克。

【制法】将以上药物加清水早晚各煎 1 次，取汁。

【用法】每日 1 剂。早晚各 1 次，温热口服。

【功效】养阴清火宁神。适用于阴虚火旺型经行不寐。

◎ 归脾汤加减

【材料】黄芪 15 克，夜交藤 12 克，党参 10 克，白术 10 克，茯神 10 克，酸枣仁 10 克，当归 10 克，远志肉 9 克，木香 6 克，砂仁 3 克(后下)，桂圆肉 9 克。腰酸耳鸣者：加川断 9 克，桑寄生 12 克，紫石英 15 克，巴戟天 9 克。经血多者：加阿胶 9 克(烊冲)，生蒲黄 12 克(包煎)。

【制法】将以上药物加清水早晚各煎 1 次，取汁。

【用法】每日 1 剂。早晚各 1 次，温热口服。

【功效】健脾养心宁神。适用于心脾失养型经行不寐。

◎ 龙胆泻肝汤加减

【材料】朱茯苓 12 克，夜交藤 12 克，丹参 12 克，龙胆草 9 克，生山栀 9 克，赤芍 10 克，丹皮 9 克，泽泻 12 克，远志 9 克，川连 1.5 克。心悸乳胀者：加麦冬 15 克，郁金 10 克，磁石 30 克（先煎），酸枣仁 9 克。头痛头胀者：加钩藤 12 克，菊花 9 克。

【制法】 将以上药物加清水早晚各煎 1 次，取汁。

【用法】 每日 1 剂。早晚各 1 次，温热口服。

【功效】 清肝泻火安神。适用于心肝火旺型经行不寐。

药茶

◎ 桑椹茶

【材料】 桑椹 15 克。

【制法】 水煎。

【用法】 代茶饮。

【功效】 清心养血。适用于心血不足之经行不寐。

◎ 芦根茶

【材料】 芦根 30 克。

【制法】 水煎。

【用法】 代茶饮。

【功效】 滋阴生津。适用于阴虚伤津，口干咽燥之经行不寐。

◎ 枣仁玉竹茶

【材料】 炒枣仁 30 克，白芍 12 克，人参 10 克，当归 10 克，玉竹 10 克。

【制法】 水煎。

【用法】 代茶饮。

【功效】 益气滋阴。适用于气阴两亏之经行不寐。

药粥

◎ 八宝青梅粥

【材料】 白扁豆 15 克，薏苡仁 15 克，莲子肉 15 克，大枣 15 克，核桃仁 15 克，桂圆肉 15 克，糖青梅 5 个，糯米 150 克，白糖适量。

【制法】　先将白扁豆、薏苡仁、莲子肉、大枣洗净以温水泡发，核桃仁捣碎，糯米淘洗干净，将所有备料一同入锅，加水1500毫升，用大火烧开后转用小火熬煮成稀粥即成。

【用法】　随量食用。

【功效】　健脾养胃，补气益肾，养血安神。适用于脾肾不足，心失所养之经行不寐。

◎ 小麦大枣桂圆粥

【材料】　小麦50克，大枣5枚，桂圆肉15克，白糖20克，糯米100克。

【制法】　先将小麦淘洗干净，加热水浸胀，倾入锅中煮熟取汁水，再加入淘洗干净的糯米、洗净去核的大枣和切碎的桂圆肉，用大火烧开后转用小火熬煮成稀粥，起锅时加入白糖即成。

【用法】　每日服2～3次，温热食用，连服4～5天为1个疗程。

【功效】　养心益肾，清热止汗，补益脾胃，除烦止渴。适用于心脾不足之经行不寐。

◎ 酸枣仁粥

【材料】　酸枣仁30克，粳米100克。

【制法】　先将酸枣仁捣碎，浓煎取汁；再以淘洗干净的粳米入锅，加入适量的清水，再用大火烧开后转用小火熬煮，待粥半熟时加入酸枣仁汁，继续煮至粥即成。

【用法】　每晚温热食用。

【功效】　宁心安神，养肝，止汗。适用于肝阴不足，心失所养之经行不寐。

药汤

◎ 莲子桂圆汤

【材料】　莲子30克，桂圆肉30克，大枣20克，冰糖适量。

【制法】 将莲子用水泡发，去皮去心洗净，与洗净的桂圆肉、大枣一同放入砂锅中，加入适量的水，煎煮至莲子酥烂，加入冰糖调味即成。

【用法】 睡前饮汤吃莲子、大枣、桂圆肉，每周服用 1 ~ 2 次，可经常服用。

【功效】 补心血，健脾胃。适用于心脾失养之经行不寐。

◎ 银耳百合羹

【材料】 银耳 25 克，百合 50 克，去心莲子 50 克，冰糖 50 克。

【制法】 先将百合和莲子肉加水煮沸，再加入泡发洗净的银耳，然后用小火煨至汤汁稍黏，加入冰糖，冷后即成。

【用法】 佐餐食用。

【功效】 安神健脑。适用于心失所养之经行不寐。

◎ 银耳蛋羹

【材料】 银耳 5 克，冰糖 60 克，鸡蛋 1 枚，猪油适量。

【制法】 将银耳用清水泡发，洗净去蒂，撕成小块，放入锅中，加入适量的水，置大火上煮沸后用小火继续煎熬 2 ~ 3 小时；冰糖放入另一锅内，加入适量的水，置火上溶化成汁，取蛋清，兑清水少许，搅匀后倒入锅中搅拌，待烧开后撇去浮沫，将糖汁倒入银耳锅内，起锅时加入少许猪油即成。

【用法】 佐餐食用。

【功效】 养阴润肺，益气生津。适用于气阴不足型经行不寐。

◎ 蚝肉猪瘦肉汤

【材料】 新鲜生蚝肉 150 克，猪瘦肉 150 克，精盐少许。

【制法】 将猪瘦肉洗净切块，与生蚝肉一同放在锅内，加入适量的水炖汤，肉熟后加入精盐即成。

【用法】 不拘时食用。

【功效】 养血宁心。适用于心血不足型经行不寐。

保健菜肴

◎ 蜜汁红莲

【材料】 莲子肉 250 克，大枣 10 克，白糖 200 克，蜂蜜 100 克。

【制法】 先将莲子肉用温水浸泡后洗净备用；大枣洗净，剔去枣核。再将莲子、大枣放入大蒸碗内，加入少许清水，装入笼屉，蒸至酥烂后取出。将汤汁滗入锅内，莲子、大枣装入汤盘中。将装有原汤汁的锅上火，加入白糖，熬至溶化时再加入蜂蜜，收浓糖汁，浇在莲子、大枣上即成。

【用法】 佐餐食用。

【功效】 补脾胃，养心神，益气血。适用于心阴不足型经行不寐。

熏 洗 法

◎ 方 1

【组方】 磁石 50 克，夜交藤 30 克，酸枣仁 30 克，柏子仁 30 克，当归 20 克，知母 10 克。

【用法】 将以上各味入锅，加水煎汤，趁热先熏后洗双手，以晚睡前熏洗为好。每日 1 剂，从经前数日开始，直用至经行失眠止。

【功效】 养血镇静安神。适用于心脾失养型经行不寐。

◎ 方 2

【组方】 太子参 15 克，生龙骨 15 克，龙齿 15 克，酸枣仁 15 克，川芎 10 克，红花 10 克，柏子仁 10 克，白术 5 克，黄芪 5 克，合欢皮 5 克。

【用法】 将以上各味入锅，加水 3000 毫升，煮沸 20 分钟后，去渣取汁，药渣留下再用；将药汁倒入脚盆内，待药汁温降至 50℃ 左右时，双脚入浴浸泡，每次浸泡 25 分钟左右，如药液温度降低可再加温。每日 1 剂，每剂可浸泡浴 2 次，第二次浸泡浴以在晚睡前进行为好。一般从经前数天开始，可直用至经行失眠止。

【功效】 健脾益气，行气活血，镇静安神。适用心脾失养型经行不寐。

◎ **方 3**

【组方】 半夏 20 克，乌梅 20 克，五味子 20 克，陈皮 10 克，浮小麦 10 克，淡豆豉 10 克。

【用法】 将以上各味入锅，加水 3000 毫升，煮沸 20 分钟后，去渣取汁，药渣留下再用；将药汁倒入脚盆内，待药汁温降至 50℃左右时，双脚入浴浸泡，每次浸泡 25 分钟左右，如药液温度降低可再加温。每日 1 剂，每剂可浸泡 2 次，第二次浸泡以在晚睡前进行为好。一般从经前数天开始，可直用至经行失眠止。

【功效】 调理心肾，敛汗安神。适用心肾不交型经行不寐。

◎ **方 4**

【组方】 磁石 30 克，菊花 15 克，黄芩 15 克，夜交藤 15 克，夏枯草 10 克，生地黄 10 克。

【用法】 将以上各味入锅，加水 3000 毫升，煮沸 20 分钟后，去渣取汁，药渣留下再用；将药汁倒入脚盆内，待药汁温度降至 50℃左右时，双脚入浴浸泡，每次浸泡 25 分钟左右，如药液温度降低可再加温。每日 1 剂，每剂可浸泡 2 次，第二次浸泡以在晚睡前进行为好。一般从经前数天开始，可直用至经行失眠止。

【功效】 清肝泻火，宁心安神。适用于心肝火旺型经行不寐。

药 枕 法

◎ **方 1**

【组方】 黑豆 100 克、磁石 100 克。

【用法】 将其打碎，装入枕芯，制成枕头使用。

【功效】 镇静安神。适用于各型经行不寐。

【组方】 陈茶叶 500 克，茉莉花少许。

【用法】 将其混匀，装入枕芯，制成枕头使用。

【功效】 镇静安神。适用于各型经行不寐。

【组方】 灯心草 300 ~ 500 克。

【用法】 将其切碎，装入枕芯，制成枕头使用。

【功效】 镇静安神。适用于各型经行不寐。

按 摩 法

【取穴】 印堂、神庭、太阳、睛明、攒竹、迎香、风池、肩井、心俞、神门、气海、关元等穴。

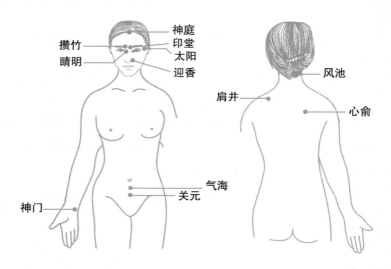

【方法】 患者取仰卧位，用轻快一指禅推法或揉法从印堂穴至神庭穴，从印堂穴向两侧沿眉弓至太阳穴，从印堂穴沿鼻两侧向下经过迎香穴沿颧骨再至两耳前各往返操作 3 次，要重点按揉印堂、神庭、睛明、攒竹、太阳穴；然后，沿上述部位，用双手抹法按摩，往返进行 3 ~ 5

次，抹时要重点按太阳、睛明穴；再用摩法施于腹部，并按揉中脘、气海、关元穴各 1 ～ 2 分钟；最后，患者取坐位，以拿法轻柔地拿风池、肩井穴各 10 ～ 15 次。每日 1 次，从经前一周开始，直用至经行不寐止。

【功效】 健脾养心，镇静安神。适用于各型经行不寐。

敷 贴 法

◎ 方 1

【组方】 吴茱萸、肉桂各等份，黄酒适量。

【制法及用法】将两药研为末和匀，贮存备用。使用前，先泡脚，并擦干；取药末 10 克，用适量黄酒调成糊，烘或炒热，贴敷于双足涌泉穴，外用纱布、胶布包扎固定。每晚换贴 1 次，从经前数天开始，直用至经行不寐止。

【功效】 宁心安神。适用于心脾失养型经行不寐。

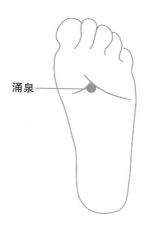

涌泉

◎ 方 2

【组方】 黄连 3 份，肉桂 1 份，米醋适量。

【制法及用法】将两药研为末和匀，贮存备用。使用时，取药末 10 克用适量米醋调成糊，外敷于足底涌泉穴。每晚 1 次，从经行数天开始，直用至经行不寐止。

【功效】 交通心肾，引热下行。适用于心肾不交型经行不寐。

◎ 方 3

【组方】 吴茱萸末 9 克，米醋适量。

【制法及用法】先用温水浸泡双脚，洗净、擦干；吴茱萸用米醋调成糊，贴敷于双足底涌泉穴，外以纱布、胶布包扎固定。每晚换贴1次，从经前数天开始，直用至经行不寐止。

【功效】 镇静安神。适用于各型经行不寐。

二十

经行口糜

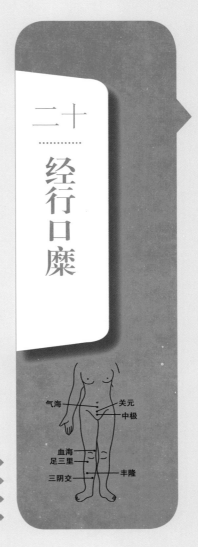

◆━━━━━ 病因

◆━━━━━ 症状

◆━━━━━ 预防

◆━━━━━ 调养

每值临经或经行时，口舌糜烂，每月如期反复发作者，称之为"经行口糜"。中医理论认为，本病主要由于阴虚火旺或胃热熏蒸引起，临床上应辨证施治。

病　因

（1）**阴虚火旺**　素体阴虚，或欲念志火内动，或者热病后耗津伤阴，值经行则营阴愈虚，虚火内炽，热乘于心，遂致口糜。

（2）**胃热熏蒸**　素食辛辣香燥或膏粱厚味，肠胃蕴热，经行冲气偏盛，挟胃热上冲，导致口糜。

症　状

（1）**阴虚火旺**　舌体糜烂，心烦失眠，溲赤，脉细数，舌赤少苔。

（2）**胃热熏蒸**　牙龈红肿糜烂，口干口臭，胃脘烦热，便结溲黄，或者可见齿衄，脉数，苔黄。

预　防

（1）平时应当注意锻炼身体，增强体质，增加机体免疫力。

（2）要调节好自己的情绪，使自己乐观开朗。

（3）减少房事，保持大便通畅。

（4）禁食温燥的水果、调味品等，例如荔枝、龙眼、榴莲、芒果、八角、花椒、肉桂等，也不要吃高脂肪、高热量的油腻食品。

（5）禁喝咖啡等刺激性饮料，平时可以稍喝一点绿茶。平时也可以绿豆汤解渴，但绿豆性寒，脾胃虚寒滑泄者忌用。

调　养

中药方剂

◎ 泻黄散加减

【材料】　生石膏 20 克，生地黄 12 克，麦冬 12 克，川楝子 10 克，黄芩 10 克，黄柏 10 克，栀子 10 克，大黄 6 克。苔厚腻：加藿香、佩兰。口干：加石斛、沙参。胸闷：加枳壳。

【制法】　将以上药物加清水早晚各煎 1 次，取汁。

【用法】　每日 1 剂。早晚各 1 次，温热口服。

【功效】　泄脾清胃生津。适用于脾胃热逆型经行口糜。

◎ 清胃散加减

【材料】　生石膏 25 克，生地黄 15 克，石斛 15 克，知母 10 克，黄芩 10 克，大黄 8 克，当归 10 克，丹皮 10 克，川楝子 10 克，升麻 5 克。糜烂处肿痛：加红花、赤芍。呕逆：加竹茹、枳壳。咽干：加麦冬、玄参。

【制法】　将以上药物加清水早晚各煎 1 次，取汁。

【用法】　每日 1 剂。早晚各 1 次，温热口服。

【功效】　泻火养阴。适用于阳明火盛型经行口糜。

◎ 导赤散加减

【材料】　丹参 15 克，生地黄 15 克，玄参 15 克，竹叶 10 克，川黄连 6 克，丹皮 10 克，黄柏 10 克，泽泻 10 克，川楝子 10 克，甘草 10 克。糜烂处肿胀疼痛：选加赤芍、桃仁、红花。有脓性分泌物：选加银花、连翘、土茯苓、大青叶等。便结：加川军。腰酸：选加女贞子、枸杞子、旱莲草。

【制法】 将以上药物加清水早晚各煎 1 次，取汁。

【用法】 每日 1 剂。早晚各 1 次，温热口服。

【功效】 清心养阴。适用于心火内炽型经行口糜。

药茶

◎ 生地甘草黄连茶

【材料】 生地黄 30 克，淡竹叶 12 克，甘草梢 12 克，木通 8 克，黄连 6 克。

【制法】 加水煎服。

【用法】 每日 1 剂，连服 3 剂。

【功效】 清热敛疮。适用于实热型经行口糜。

◎ 黑大豆茶

【材料】 黑大豆 50 克，精盐 2 克。

【制法】 将黑大豆拣杂，洗净，用冷开水浸泡 12 小时，放入家用压榨机中榨汁，收集汁液入锅煮沸，加入精盐即成。

【用法】 当饮料服用，或分数次服用，当日饮完。

【功效】 滋阴降火。适用于肝肾阴虚、虚火上炎引起的经行口糜。

药汤

◎ 荷叶冬瓜汤

【材料】 鲜荷叶 1 块，鲜冬瓜 500 克，精盐少许。

【制法】 先将荷叶洗净剪成小块，冬瓜洗净切小块，一同放入锅中，再加入清水适量，煎汤，加入精盐少许调味，去荷叶渣即成。

【用法】 佐餐随意食用，饮汤吃冬瓜。

【功效】 清热解暑，利尿除湿，生津止渴。适用于湿热证经行口糜。

◎ 猪肉蚝豉汤

【材料】 猪瘦肉 100 克，蚝豉 50 克，精盐少许。

【制法】 先将蚝豉用水浸洗，瘦猪肉加水洗净切块，一同入锅，再加入适量清水，炖汤至熟，加入精盐调味即成。

【用法】 饮汤吃肉及蚝豉。

【功效】 滋阴，养血，润燥。适用于阴虚证经行口糜。

◎ 白菜豆腐粉丝汤

【材料】 嫩小白菜 120 克，豆腐两块（约 300 克），粉丝 30 克，生姜 2 片，食盐适量。

【制法】 将嫩小白菜用清水洗净，切去根，粉丝用水浸透，使其变软，切段。将豆腐用水洗净。生姜刮皮，洗净，切片。锅中加适量水，武火烧开后放入白菜、豆腐和生姜，候水再滚，用文火续滚约 20 分钟，再加入粉丝滚片刻，加入少许盐调味即可。

【用法】 佐餐食用。

【功效】 清热消炎，养阴生津。适用于阴虚火旺证经行口糜。

保健菜肴

◎ 酱爆茄饼

【材料】 茄子 250 克，甜面酱 25 克，白糖 30 克，鲜汤 25 克，酱油 10 克，精盐 3 克，味精 2.5 克，麻油 10 克，植物油 30 克。

【制法】 先将茄子洗净，去蒂去皮，切成 2.5 厘米左右的滚刀片。将锅烧热，放入植物油 20 克，下入茄子煸炒约 1 分钟后，捞入漏勺，沥去油。在锅内放油 10 克，加入甜面酱、白糖，至糖溶化后，加入鲜汤、茄子、酱油、精盐、味精共煮，待汤收干，酱起黏性时，淋上麻油，起锅装盆即成。

【用法】 佐餐食用。

【功效】 清热消肿，活血止痛。适用于血瘀有热之经行口糜。

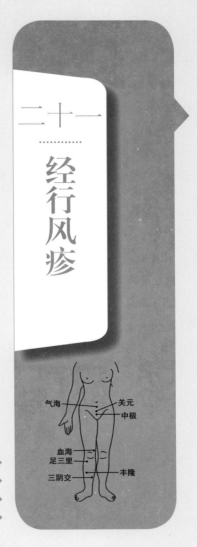

二十一

经行风疹

气海　　　　关元
　　　　　　中极

血海
足三里
　　　　　丰隆
三阴交

病因
症状
预防
调养

每逢临经或行经期间，全身皮肤突起疹块，周身皮肤瘙痒难忍，块形大小不一，融合成片，经净渐退者，称之为经行风疹，或经行血风疮，又称"经行瘾疹"。

病　因

（1）血虚生风　素体血虚，或者由于多产，久病损伤，营阴暗耗，经行时阴血益亏，血虚生风，因风盛而为病。

（2）风热侵袭　素体阳盛，或过食辛辣之品，血分蕴热，经行时气血俱虚，风邪乘虚而入，与热相搏，遂发风疹。

症　状

（1）血虚生风　在经行时风疹频发，瘙痒难忍，入夜尤甚。面色不华，肌肤枯燥。月经后期，量少色淡。舌淡红，苔薄，脉细数。

（2）风热侵袭　经行身发红色风疹团块，瘙痒不堪忍受，感风遇热，其痒尤甚。口干喜饮，尿黄便结。舌红苔黄，脉浮数。

预　防

（1）易发病者经前忌食鱼鲜虾蟹之类易于诱发的食物。

（2）经期要避免辛辣食品刺激，禁鱼腥。

（3）避免接触易发生过敏的物质，如花草之类。

（4）经前经期禁止性交，以防精液引发风疹。

（5）平时要注意锻炼身体，以防疾病反复发作。

（6）保持月经前心情舒畅，保持月经畅调和大便通畅，可以减少和防止经行风疹发作。

调 养

中药方剂

◎ 消风散加减

【材料】 荆芥 12 克，当归 12 克，生地黄 12 克，煅石膏 12 克，防风 10 克，苦参 10 克，炒苍术 10 克，蝉蜕 10 克，牛膝 10 克，木通 6 克，升麻 6 克，知母 6 克，甘草 6 克。风邪偏盛者：加浮萍 10 克，威灵仙 10 克，以祛风。热邪偏盛者：加黄芩 10 克，以清热。

【制法】 将以上药物加清水早晚各煎 1 次，取汁。

【用法】 每日 1 剂。早晚各 1 次，温热口服。

【功效】 疏风清热。适用于风热型经行风疹。

◎ 当归饮加减

【材料】 当归 10 克，生地黄 10 克，白蒺藜 10 克，白芍 10 克，川芎 10 克，荆芥 10 克，防风 10 克，何首乌 15 克，黄芪 12 克，甘草 9 克。伴有燥热者：加丹皮 10 克，紫草 12 克。瘙痒重者：加僵蚕 10 克。大便干者：加胡麻仁 10 克，当归 12 克，黑芝麻 15 克。

【制法】 将以上药物加清水早晚各煎 1 次，取汁。

【用法】 每日 1 剂。早晚各 1 次，温热口服。

【功效】 养血祛风。适用于血虚型经行风疹。

药茶

◎ 槐花苦参地肤子茶

【材料】 槐花 15 克，苦参 18 克，地肤子 18 克。

【制法】 水煎。

【用法】 每日 1 剂。

【功效】 清湿热。适用于湿热型经行风疹。

◎ **何首乌蝉衣茶**

【材料】 何首乌 30 克，蝉衣 10 克。

【制法】 水煎。

【用法】 每日 1 剂。

【功效】 祛风养血。适用于血虚生风之经行风疹。

药粥

◎ **白扁豆粥**

【材料】 炒白扁豆 60 克（或鲜白扁豆 120 克），粳米 150 克，红糖适量。

【制法】 将白扁豆用温水浸泡一夜，与粳米、红糖同煮为粥即成。

【用法】 作为早、晚餐温服。

【功效】 健脾养胃，清热除湿。适用于脾虚湿热型经行风疹。

◎ **柴胡粥**

【材料】 柴胡 15 克，大青叶 15 克，粳米 30 克，白糖适量。

【制法】 柴胡、大青叶漂洗干净，加入适量水煎煮半小时后，弃渣取汁，药汁加入粳米，待粥快熟时，放入白糖调匀即成。

【用法】 每日温热服食 1 次，6 天为 1 个疗程。

【功效】 疏肝清热。适用于肝经风热型经行风疹。

◎ **菊花扁豆粥**

【材料】 菊花 15 克，扁豆 20 克，粳米 50 克，冰糖适量。

【制法】 菊花、扁豆加入适量水煎煮 15 分钟，倒出药液，如法再煎煮 10 分钟，弃去药渣，合并药液。粳米淘洗干净，加入药液及适量水，用大火烧沸，小火慢慢熬煮。粥成时加入冰糖，再煮一二沸即成。

【用法】 每日 2 次，每次 1 碗。

【功效】 疏风清热透疹。适用于风热型经行风疹。

药汤

◎ 大枣猪胰汤

【材料】 猪胰 1 个，大枣 150 克，精盐适量。

【制法】 将猪胰洗净切小块，炒熟，再加入精盐和大枣炖熟即成。

【用法】 饮汤，吃猪胰、大枣，每日 1 次，2 周为 1 个疗程。

【功效】 滋阴润燥，补脾益肺。适用于脾肺气阴不足型经行风疹。

◎ 生地甲鱼汤

【材料】 生地黄 18 克，甲鱼 1 只，苏叶适量。

【制法】 将甲鱼去头、爪、内脏，洗净，与生地黄共炖至熟，再放入苏叶稍煮片刻即成。

【用法】 饮汤吃鱼肉，每日 1 次，7 天为 1 个疗程。

【功效】 养血滋阴降火。适用于阴血不足型经行风疹。

保健菜肴

◎ 芋头炖猪排

【材料】 芋头茎（干茎）30 ～ 60 克，猪排适量。

【制法】 将芋头茎洗净，加入适量猪排骨同炖熟即成。

【用法】 每日 1 次，7 日为 1 个疗程。

【功效】 清热除风。适用于风热型经行风疹。

熏 洗 法

◎ **方1**

【组方】 桂枝 15 克，鸡血藤 30 克，大黄 10 克，地肤子 20 克。

【用法】 将以上药物加水后煎 30 分钟，用药汁熏洗患处，每日
1 ～ 2 次，每次 20 分钟。

【功效】 清热解表，祛风止痒。适用于风热侵袭型经行风疹。

◎ **方2**

【组方】 夜交藤 200 克，苍耳子 100 克，白蒺藜 100 克，白鲜皮 50
克，蛇床子 50 克，蝉蜕 20 克。

【用法】 将以上药物加水 5000 毫升，煎煮 20 分钟后，趁热先熏患
处，待药液温后，用毛巾外洗患处，每剂可洗 3 ～ 5 次。

【功效】 养血祛风，止痒。适用于血虚生风型经行风疹。

◎ **方3**

【组方】 石膏 30 克，苦参 30 克，白鲜皮 20 克，地肤子 20 克，荆芥
15 克，防风 15 克，大枫子 15 克，知母 10 克，蝉蜕 10 克，生甘草 10 克。

【用法】 将以上药物用纱布包扎好，入锅煮沸 20 分钟左右取汁，
入面盆，先熏双手，待药温降至 50℃ 左右时，入双手浸洗，药汁温度
下降时，可加少量沸水再用，每次洗浴 30 分钟左右。每日 1 剂，每天
熏洗 2 ～ 3 次，第 2、3 次再用时，药包、药汁入锅中再加热煎煮后取
汁应用。从经前数天开始，直用至经行风疹愈。

【功效】 清热利湿，祛风止痒。适用于风热侵袭型经行风疹。

敷 贴 法

【组方】 苦参，防风，扑尔敏。

【制法及用法】将以上药物各自单独研为细末，临用时各取 10 克混
合均匀，填入脐窝，以纱布覆盖，胶布固定。每日 1 次，10 日为 1 个疗程。

【功效】 祛风止痒。适用于各型经行风疹。

拔 罐 法

◎ **方法 1**

【取穴】 一组：风门、膈俞、脾俞穴。二组：气海、血海、足三里穴。

【方法】 两组穴位每日一组轮流交换拔罐。

【功效】 清热，祛风止痒。适用于各型经行风疹。

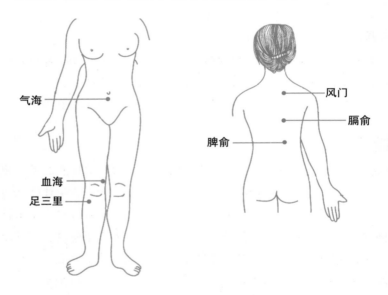

气海

血海

足三里

风门

膈俞

脾俞

◎ **方法 2**

【取穴】 风门、风池、曲池、膈俞、血海。

【方法】 先用三棱针点刺同一侧的穴位，用闪火法拔罐 5 分钟。第二日则取另一侧穴位。两侧交替进行。

【功效】 祛风止痒。适用于各型经行风疹。

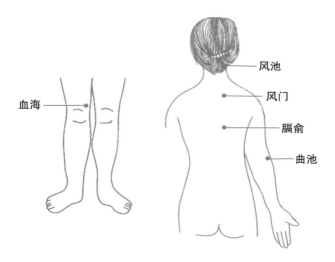

血海

风池

风门

膈俞

曲池

◎ **方法 3**

【取穴】肝俞、膈俞；期门、关元、血海、三阴交。

【方法】每日 1 次，每次一组交替进行拔罐。

【功效】祛风止痒。适用于各型经行风疹。

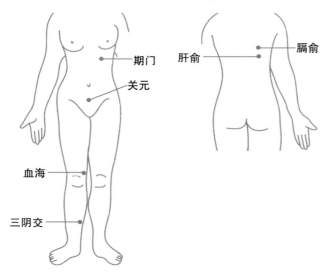

期门

关元

肝俞

膈俞

血海

三阴交

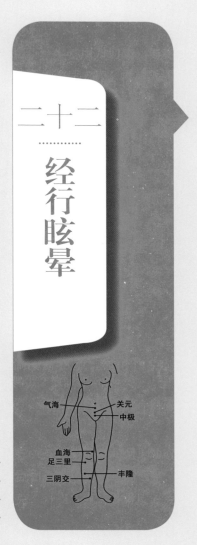

二十二

....

经行眩晕

气海　　　关元
　　　　中极

血海
足三里　　丰隆
三阴交

◆ 病因
◆ 症状
◆ 预防
◆ 调养

经行前后或者正值经期，出现头晕目眩，视物昏花者，称为"经行眩晕"。本病大多因风、火、痰、虚所致，其病变多在肝（胆）、脾、肾等脏。

病　因

（1）气血亏虚　素禀气血不足，或饮食失节与忧思劳倦，损伤脾胃；或者久病不愈，损伤气血；或血虚肝失所养，而虚风内动等，以致气血亏虚，复因经行有形血去，气随血耗，不能上荣于脑而作眩晕。

（2）阴虚阳亢　妇女本阳有余而阴常不足，复因忧郁等情志刺激，使肝失条达，肝气郁结，气郁化火而伤阴。阴阳平衡失其常度，阴亏于下，阳亢于上，故而眩晕。

（3）脾虚夹痰　脾虚失运，水湿停聚成痰。经行时气血下注，脾气益虚，清阳不升，痰浊不降，蒙闭清窍而发眩晕。

症　状

（1）气血亏虚　经期或是经后头晕目眩，神疲气短，心悸失眠，食欲不振，舌淡苔薄，脉细无力。

（2）阴虚阳亢　经期或是经行前后头晕目眩，烦躁失眠，耳鸣，面部烘热，口干咽燥，舌质红少苔，脉弦细数。

（3）脾虚夹痰　经行眩晕，头重如蒙，泛恶呕吐痰沫，胸闷食少，嗜卧懒言，神疲乏力，或面目浮肿，舌淡胖，苔白腻，脉濡。

预　防

（1）平时应当多参加体育锻炼，以增强体质，预防和调养经行眩晕的发生。

（2）经行眩晕较重时，宜卧床休息，防止起立时跌倒受伤。

（3）注意防风寒，特别是在经行眩晕期间，如受风寒会加重病情。

（4）保持心情舒畅，防止七情（喜、怒、忧、思、悲、恐、惊）的过度刺激，诱发或加重经行眩晕。

调　养

中药方剂

◎ 杞菊地黄汤合钩藤汤加减

【材料】　枸杞子12克，生地黄12克，沙苑子12克，首乌12克，菊花10克，泽泻10克，丹皮10克，钩藤12克，天麻10克，郁金10克。胁胀，郁闷，欲呕：选加柴胡、橘叶、川楝子、玫瑰花、竹茹。躁怒失眠：选加栀子、黄连、夏枯草。心悸：加枣仁。

【制法】　将以上药物加清水早晚各煎1次，取汁。

【用法】　每日1剂。早晚各1次，温热口服。

【功效】　滋养肝肾。适用于肝肾阴虚型经行眩晕。

◎ 归脾汤加减

【材料】　白芍15克，黄芪12克，何首乌12克，枸杞子12克，党参12克，白术10克，当归10克，广木香6克，熟地黄10克，炙甘草5克。心悸失眠：加桂圆肉、枣仁。经血多：选加茜草、旱莲草、艾叶炭。经血少：加桃仁、红花。

【制法】　将以上药物加清水早晚各煎1次，取汁。

【用法】　每日1剂。早晚各1次，温热口服。

【功效】 补气养血。适用于气血两虚型经行眩晕。

药茶

◎ 杞菊茶

【材料】 枸杞子 15 克，菊花 6 克。

【制法】 将以上 2 味加水煎汤，去渣取汁。

【用法】 代茶饮。

【功效】 滋阴清热，补肝益肾。适用于肝肾阴虚之经行眩晕。

◎ 决明子山楂茶

【材料】 决明子 10 克，山楂 10 克，白糖适量。

【制法】 加水煎汤，去渣取汁。

【用法】 代茶饮。

【功效】 滋阴活血。适用于阴虚阳亢之经行眩晕。

◎ 黄芪二子茶

【材料】 黄芪 15 克，枸杞子 12 克，桑椹子 10 克。

【制法】 将以上 3 味加水煎汤，去渣取汁。

【用法】 代茶饮。

【功效】 补气益血。适用于气血两亏型经行眩晕。

◎ 黑豆小麦茶

【材料】 黑豆 30 克，浮小麦 30 克。

【制法】 将以上 2 味加水煎汤，去渣取汁。

【用法】 不拘时代茶饮。

【功效】 健脾养心，祛风解毒，利水活血。适用于脾虚夹痰型经行眩晕。

药粥

◎ 当归白芍枸杞粥

【材料】白芍 20 克，当归 20 克，枸杞子 20 克，粳米 100 克，冰糖 30 克。

【制法】先将当归、白芍、枸杞子分别拣杂，洗净，当归、白芍切片或切碎，同放入砂锅，加入适量水，煎取浓汁，备用。然后将枸杞子与淘净的粳米一起放入砂锅，加水煮成稠粥，粥将成时，加入当归、白芍浓煎汁，并加入冰糖末，拌和均匀，再煮至沸即成。

【用法】早晚 2 次分服。

【功效】养血，柔肝，定眩。适用于血虚之经行眩晕。

◎ 小麦大枣桂圆粥

【材料】小麦 50 克，大枣 5 枚，桂圆肉 15 克，白糖 20 克，糯米 100 克。

【制法】将小麦淘洗干净，加热水浸胀，倾入锅中煮熟取汁水备用。然后加入淘洗干净的糯米、洗净去核的大枣和切碎的桂圆肉，先用大火烧开，再转用小火熬煮成稀粥，起锅时加入白糖即成。

【用法】每日服 2 ~ 3 次，温热食用，连服 4 ~ 5 天为一疗程。

【功效】养心益肾，清热止汗，补益脾胃，除烦止渴。适用于气血亏虚型经行眩晕。

◎ 山药芡实薏苡仁粥

【材料】山药 30 克，薏苡仁 30 克，芡实 30 克，粳米 200 克，大枣 20 克，花生米 20 克，桂圆肉 20 克。

【制法】将以上 7 味共煮成粥。

【用法】经常食用。

【功效】健脾补血。适用于脾虚血亏之经行眩晕。

药汤

◎ 鸡肉首乌当归汤

【材料】 鸡肉 250 克，何首乌 15 ~ 20 克，当归 12 ~ 15 克，枸杞子 15 克，精盐适量。

【制法】 将鸡肉洗净切块，与洗净的何首乌、当归、枸杞子一同放入砂锅内，加入适量清水，先用大火煮沸，然后转用小火炖至鸡肉熟烂，加入精盐调味即成。

【用法】 佐餐食用。

【功效】 补肝肾，滋阴血。适用于肝血不足所致的经行眩晕。

◎ 羊骨大枣汤

【材料】 羊胫骨 500 克，大枣 100 克。

【制法】 将羊胫骨洗净，放入砂锅中，加入适量清水，先用大火煮沸，然后转用小火煎煮 1 小时，投入洗净的大枣，继续用小火炖煮 2 小时左右即成。

【用法】 饮汤吃大枣，1 剂分 2 ~ 3 次服用，连服 15 天为一疗程。

【功效】 补肾健脾，益髓生血。适用于脾肾亏虚之经行眩晕。

保健菜肴

◎ 枸杞熘里脊

【材料】 猪里脊肉 250 克，枸杞子 50 克，水发木耳 25 克，豌豆 25 克，水发笋片 25 克，鸡蛋清 1 枚，植物油 750 克，猪油 50 克，葱、生姜、水淀粉、精盐、食醋、味精、黄酒、鲜汤各适量。

【制法】 先将枸杞子均分成两份，一份用清水蒸煮，取浓缩汁 25 克备用。另一份用清水洗净，放在小碗中上笼蒸半小时，取出备用。然后将猪里脊肉抽去白筋，洗净切片，用鸡蛋清、水淀粉、精盐少许抓匀浆好。锅上火，放油烧热后，将浆好的里脊片下油锅滑开、滑透，倒入漏勺中沥油。再将锅放火上，加入猪油，油热时将水发木耳、水发笋片、豌豆、葱、生姜下锅，煸炒，加入适量的精盐、食醋、味精、黄酒、鲜汤，以及枸杞子浓缩汁及蒸熟的枸杞子，再将里脊片下锅搅匀，勾芡，即成。

【用法】 佐餐食用。

【功效】 补肝益肾，养血滋阴。适用于肝肾亏虚之经行眩晕。

◎ 豆瓣胖头鱼

【材料】 胖头鱼（鳙鱼）250 克，豆瓣酱 18 克，葱 6 克，姜 6 克，蒜 6 克，淀粉 1.8 克，醋 3 克，鲜汤 45 克，酱油 6 克，味精 0.3 克，熟猪油 30 克，白糖 3 克，黄酒 6 克，花生油 500 克。

【制法】 将淀粉加清水调湿；葱、姜、蒜切碎末备用。胖头鱼洗净后切成长方块，下热油锅炸至黄白色，捞出沥油。炒锅上火，放入猪油，先煸葱、姜、蒜、豆瓣酱，再加入酱油、黄酒、白糖、食醋，再将鱼块倒入，加入鲜汤，待煮沸后移至小火上煨，等剩下 1/3 汤汁时加入味精和湿淀粉，略搅一下即成。

【用法】 佐餐食用。

【功效】 补脾暖胃，温肾益精。适用于脾肾亏虚之经行眩晕。

◎ 香炸山药丸

【材料】 鲜山药 700 克，黑芝麻 50 克，糯米粉 250 克，鸡蛋 2 枚，淀粉 50 克，白糖 300 克，植物油 1000 克。

【制法】 将鸡蛋打散，加入干淀粉调成稀蛋糊。将山药洗净，上笼大火蒸熟后剥去皮，凉后捣泥，放入于碗内，加入白糖、糯米粉拌匀，做成丸子，蘸上蛋糊，滚上芝麻，下八成热的油锅炸至浮起，捞出沥油，装盘，即成。

【用法】 随意食用。

【功效】 补脾胃，益肝肾，乌须发。适用于脾肾亏虚之经行眩晕。

熏 洗 法

◎ 方 1

【组方】 生牡蛎 30 克，生地黄 20 克，夜交藤 20 克，吴茱萸 12 克，天麻 12 克，白芷 10 克。

【用法】 将以上各味入锅，加水煮沸，改小火煎煮 30 分钟，趁热先熏后洗双手，每次熏洗 20 ～ 30 分钟。每日 1 剂，每剂可熏洗 2 ～ 3 次，每次熏洗前药汁要再加热，直用至经行眩晕止。

【功效】 养阴清热，平肝潜阳，安神止眩。适用于阴虚阳亢型经行眩晕。

◎ 方 2

【组方】 钩藤 10 克，桑叶 10 克，野菊花 10 克，生地黄 10 克，蔓荆子 10 克，女贞子 10 克，川芎 10 克，白芷 10 克。

【用法】 每日 1 剂，水煎取汁，趁热熏洗头部，每日 1 ～ 2 次，再用时药液应加热。

【功效】 清肝明目，潜阳止晕。适用于阴虚阳亢型经行眩晕。

◎ 方 3

【组方】 夏枯草 30 克，钩藤 20 克，菊花 20 克，桑叶 15 克。

【用法】 将以上各味入锅加水 2500 毫升，煮沸 20 分钟后，将药汁倒入足盆内，先熏双脚，待药温降至 50℃左右时，入双脚浸洗，如药液变凉可以再加热，每次可浸浴 20 ～ 30 分钟。每日 1 剂，每剂可洗 1 ～ 2 次，每次浸洗时药液要再加热，直用至经行眩晕止。如一边浸浴，一边做足部穴位及反射区按摩，可提高疗效。

【功效】 清热泻火，平肝潜阳。适用于阴虚阳亢型经行眩晕。

◎ 方 4

【组方】 半夏 20 克，天麻 20 克，茯苓 20 克，白术 10 克。

【用法】 将以上各味入锅加水 2500 毫升，煮沸 20 分钟后，将药汁倒入足盆内，先熏双脚，待药温降至 50℃ 左右时，入双脚浸洗，如药液变凉可以再加热，每次可浸浴 20 ～ 30 分钟。每日 1 剂，每剂可洗 1 ～ 2 次，每次浸洗时药液要再加热，直用至经行眩晕止。如一边浸浴，一边做足部穴位及反射区按摩，可提高疗效。

【功效】 健脾和胃，化痰止晕。适用于脾虚夹痰型经行眩晕。

◎ 方 5

【组方】 石决明 30 克，桑叶 20 克，菊花 20 克。

【用法】 将以上各味入锅加水 2500 毫升，煮沸 20 分钟后，将药汁倒入足盆内，先熏双脚，待药温降至 50℃ 左右时，入双脚浸洗，如药液变凉可以再加热，每次可浸浴 20 ～ 30 分钟。每日 1 剂，每剂可洗 1 ～ 2 次，每次浸洗时药液要再加热，直用至经行眩晕止。如一边浸浴，一边做足部穴位及反射区按摩，可提高疗效。

【功效】 清肝明目，潜阳止眩。适用于阴虚阳亢型经行眩晕。

◎ 方 6

【组方】 天麻 6 克，薄荷 6 克，赤芍 6 克，藁本 6 克，菊花 6 克，桑叶 6 克，炒僵蚕 6 克。

【用法】 每日 1 剂，水煎取汁，先熏后洗头部，每日可洗 1 ～ 2 次，第 2 次熏洗时要再加热。

【功效】 疏风清热，活血化痰，止痛止晕。适用于各种经行眩晕。

◎ 方 7

【组方】 天麻 6 克，防风 6 克，荆芥 6 克，白芷 6 克，葱白 6 克，全当归 10 克，丹参 10 克。

【用法】 每日 1 剂，水煎取汁，先熏后洗头部，每日可洗 1 ～ 2 次，再洗时要加热药汁。

【功效】 疏风散寒，活血养血，止痛止晕。适用于气血亏虚型经行眩晕。

药枕法

◎ 方1

【组方】 白菊花 200 克，桑叶 300 克，白芷 100 克。

【用法】 将以上各味粉碎为粗末和匀，装入枕芯中，套上枕套即可。睡觉时当枕头使用。

【功效】 清肝明目，止痛，止晕。适用于阴虚阳亢型经行眩晕。

◎ 方2

【组方】 侧柏叶 500 克，防风 150 克，藁本 150 克。

【用法】 将以上各味粉碎为粗末和匀，装入枕芯中，制成药枕，睡觉时当枕头使用。

【功效】 疏风清热，安神止晕。适用于阴虚阳亢型经行眩晕。

◎ 方3

【组方】 荷叶 500 克，绿豆衣 100 克，白扁豆 100 克。

【用法】 将以上各味粉碎为粗末和匀，装入枕芯中，每于睡觉时当枕头用。

【功效】 清热消暑，除湿止晕。适用于脾虚夹痰型经行眩晕。

按摩法

【取穴】 太阳、风池、神门、内关、外关、鱼际等穴。

【方法】

（1）抹额。将两手食指屈成弓状，食指的末节桡侧紧贴前额正中。由中央向两侧分向抹至两侧太阳穴，大约 30 次，以有酸胀感为宜。

（2）抹颞。以两手拇指桡侧面紧贴两侧太阳穴，由前上向后下推抹至耳上方，大约 30 次，以有酸胀感为宜。

（3）按揉风池。以两手拇指面紧按两侧风池穴，适当用力作旋转按揉，大约30次，以有酸胀感为宜。

（4）振耳击顶。将两手掌心紧贴两耳，做有节奏地一放一收动作，大约30次，随后以掌心轻拍头顶，约10次。

（5）擦后脑。用手掌心紧贴后脑，作由上向下推擦，大约50次，以热为度。

（6）按神门穴。用大拇指轻轻按揉神门穴，左右轮替，分别按300次。

（7）按揉内关。大拇指与食指相对按揉内外关穴，以内关穴处酸胀为宜，大约按30次。

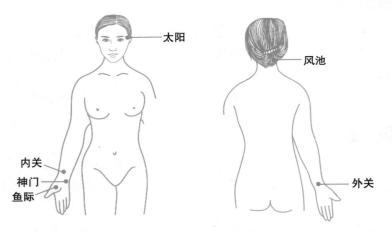

（8）揉颈肌。家属以一手扶定患者头部，以另一手拇指鱼际部及其余四指指腹轮番揉擦项后肌肉30～60次。

【功效】 疏风清热，活血止痛，止晕。适用于各型经行眩晕。

敷 贴 法

◎ 方1

【组方】 栀子20克，大黄10克，黄连10克，肉桂5克。

【制法及用法】将以上各味共研为细末和匀，贮存备用。使用时，每次取药末 20 克，用食醋调糊，敷贴于两足心涌泉穴，外用纱布、胶布固定，每日换药 1 次，直用至经行眩晕止。

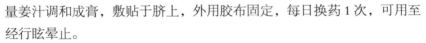

涌泉

【功效】 调肝补肾，清热燥湿，交通心肾。适用于各型经行眩晕。

◎ 方 2

【组方】 白芥子 30 克，胆南星 15 克，白矾 15 克，川芎 10 克，郁金 10 克。

【制法及用法】将以上各味共研为末和匀，贮瓶备用。使用时，取药末 15 克用适量姜汁调和成膏，敷贴于脐上，外用胶布固定，每日换药 1 次，可用至经行眩晕止。

【功效】 涤痰蠲饮，行气活血。适用于脾虚夹痰型经行眩晕。

◎ 方 3

【组方】 吴茱萸 30 克，川芎 30 克，白芷 30 克。

【制法及用法】共研为细末和匀，贮瓶备用。使用时，取药末 15 ～ 20 克用脱脂棉裹成小球，填入脐孔，外用胶布固定，每日换贴 1 次。

【功效】 补益脾胃，补肾，行气活血。适用于脾虚型经行眩晕。

◎ 方 4

【组方】 瓜蒂、藜芦、煅矾石、雄黄各等量。

【制法及用法】将以上各味共研为细末和匀，贮瓶备用。使用时，取药末 15 ～ 20 克用脱脂棉包裹如小球，填入脐孔，外用胶布固定，每日换药 1 次，直用至经行眩晕止。

【功效】 化痰降浊。适用于痰浊阻滞型经行眩晕。

◎ 方 5

【组方】 防风 10 克，半夏 10 克，丁香 6 克，肉桂 6 克，苍术 6 克，白芥子6克。

【制法及用法】将以上各味共研为末和匀，取药末适量，用适量姜汁拌和成膏，敷于脐眼和两耳尖上，外用胶布固定即可。每日换药1次，直用至经行眩晕止。

【功效】 祛风散寒，化痰除湿。适用于痰湿型经行眩晕。

◎ 方6

【组方】 白芥子末3克。

【制法及用法】用黄酒适量将药末调制成小药饼，贴敷于百会、风池、内关、足三里穴，外用胶布固定即可。每日换药1次，直用至经行眩晕止。

【功效】 涤痰降浊。适用于痰浊型经行眩晕。

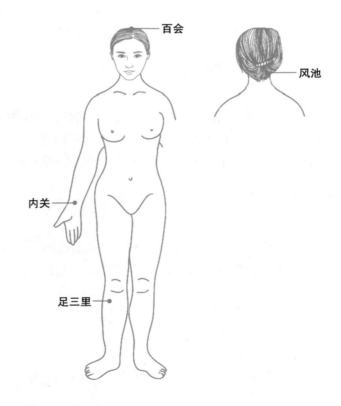

运动法

◎ 运目

双目是以远处某一大型固定物体为目标，由左经上方再至右到下方回到左方，眼动头不动，旋转运目 10 圈。然后再由右经上方至左到下方，重复以上动作。此法具有清心明目、消除眼睛疲劳之效。

◎ 转颈

自然站立或坐姿，双目微闭，先按照顺时针方向大幅度缓慢转动头颈 10 次，再按照逆时针方向转颈 10 次。此法可以预防和调养颈椎病及颈肩综合征。

◎ 耸肩

自然站立或者坐姿，身正腰直，双目微闭，在吸气的同时，双肩胛先后向上抬起，再向前、向下、向后做旋转运动 10 次。此法对防止肩周炎、颈肩综合征的发生具有一定的益处。

◎ 扭腰

取站姿，脚与肩同宽，双手插腰，四指在前，拇指在后紧顶肾俞穴（在腰部，第二腰椎椎棘突下，旁开 1.5 寸处），先按照顺时针方向大幅度缓慢转动腰 10 圈，续以逆时针方向转动 10 圈。此法对腰肌劳损、腰痛等病具有一定预防作用。

二十三

经行尿路感染

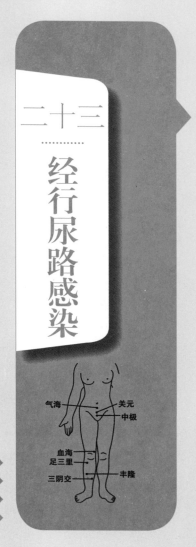

气海 —— 关元
—— 中极

血海 ——
足三里 ——
三阴交 —— 丰隆

- ◆ 病因
- ◆ 症状
- ◆ 预防
- ◆ 调养

每逢经行或者经刚净后发生尿频、尿急及尿痛等症者，称之为"经行尿路感染"。以育龄期妇女多见，有时也见于更年期月经未绝者。

病　因

（1）湿热下注　经行、经后失血，湿热外邪侵注下焦，膀胱气化不利而致。

（2）阴虚火旺　肾与膀胱相表里，素体肾阴不足，经后肾阴更亏，虚火内盛，积热膀胱而致。

症　状

（1）湿热下注　经后、经行尿频、尿急，淋沥涩痛，尿色黄赤，腰酸或痛，带多色黄秽臭，或色白似豆渣样。苔黄腻，脉细滑而数。

（2）阴虚火旺　经后小便涩痛，尿色黄赤，带多色黄，口干心烦，腰部酸痛。苔薄，舌红而干，脉细数。

预　防

（1）平时应注意外阴部清洁卫生，要勤换内裤，便后要从前向后擦拭肛门，最好每天清洗外阴部1次。

（2）月经期间应忌性生活。平时应注意性生活卫生，行房前后要清洗阴部及排尿，以减少尿路感染的机会。

（3）月经期应注意保持勤换月经垫，浴具常消毒，内裤和月经垫要经阳光曝晒消毒。

调　养

中药方剂

◎ 八正散加减

【材料】生地黄 12 克，萹蓄 12 克，丹皮 10 克，生山栀 10 克，赤芍 9 克，金银花 9 克，石斛 10 克，瞿麦 12 克，木通 6 克，生甘草 5 克。伴滴虫感染者：加蛇床子 12 克，龙胆草 9 克。伴霉菌感染者：加土茯苓 15 克，苦参 9 克，去瞿麦。带多色黄者：加椿根白皮 12 克，黄柏 9 克，知母 10 克。伴尿血者：加小蓟草 15 克，茜草 12 克。热毒盛者：加蒲公英 15 克，败酱草 15 克。

【制法】将以上药物加清水早晚各煎 1 次，取汁。

【用法】每日 1 剂。早晚各 1 次，温热口服。

【功效】清热利湿通淋。适用于湿热下注型经行尿路感染。

◎ 知柏地黄丸加减

【材料】生地黄 12 克，泽泻 12 克，知母 10 克，黄柏 10 克，丹皮 9 克，茯苓 10 克，金银花 9 克，山茱萸 9 克，生甘草 3 克，萹蓄 12 克。尿赤，口舌生疮者：加淡竹叶 9 克，琥珀末 3 克（分吞）。

【制法】将以上药物加清水早晚各煎 1 次，取汁。

【用法】每日 1 剂。早晚各 1 次，温热口服。

【功效】滋阴降火通淋。适用于阴虚火旺型经行尿路感染。

药茶

◎ 白茅根茶

【材料】鲜白茅根 90 克。

【制法】 将鲜白茅根加水煎汤取汁。

【用法】 代茶饮。

【功效】 凉血解毒，清热利尿。适用于湿热下注型经行尿路感染。

◎ 马齿苋甘草茶

【材料】 马齿苋 60 克，生甘草 6 克。

【制法】 将以上 2 味加水煎汤取汁。

【用法】 每日 1 剂。

【功效】 清热通淋。适用于湿热下注型经行尿路感染。

药粥

◎ 芡实粥

【材料】 粳米 50 克，芡实 30 克。

【制法】 将芡实研碎同粳米一起煮粥即成。

【用法】 早晚食用。

【功效】 健脾清热。适用于脾虚有热之经行尿路感染。

◎ 火麻仁绿豆粥

【材料】 火麻仁 10 克，绿豆 50 克，陈皮 3 片，粳米 100 克。

【制法】 将以上前 3 味洗净，与淘洗干净的粳米一同入锅，加入 1000 克清水，先用大火烧开，然后转用小火熬煮成稀粥即成。

【用法】 每日服 1 剂，分数次食用。

【功效】 清热解毒，利尿消肿。适用于湿热下注型经行尿路感染。

◎ 冬瓜豆豉粥

【材料】 连皮冬瓜 500 克，淡豆豉 50 克，粳米 50 克。

【制法】 将冬瓜洗净切片，与淘洗干净的粳米和豆豉一同入锅，加入适量清水，熬煮成粥即成。

【用法】 每日服 1 剂，随意食用。

【功效】 清热祛暑，通淋利尿。适用于湿热下注型经行尿路感染。

药汤

◎ 黄花菜汤

【材料】 黄花菜 60 克，白糖适量。

【制法】 将黄花菜、白糖，加入 2 碗清水，煎成 1 碗即成。

【用法】 每日 1 次，连服 1 周。

【功效】 清热利尿。适用于湿热下注型经行尿路感染。

◎ 荠菜鸡蛋汤

【材料】 鲜荠菜 250 克，鸡蛋 1 枚。

【制法】 将荠菜洗净切碎，鸡蛋打碎，加水共煮汤即成。

【用法】 午饭前顿服，日服 1 次，以愈为度。

【功效】 清热养阴。适用于阴虚有热之经行尿路感染。

◎ 莲子甘草汤

【材料】 莲子（去心）50 克，生甘草 10 克，冰糖适量。

【制法】 将莲子与甘草入锅，加 500 克清水，小火煎煮莲子软熟时，加适量冰糖，即成。

【用法】 吃莲子喝汤。

【功效】 利尿通淋。适用于经行尿路感染。

保健菜肴

◎ 青豆通草煮小麦

【材料】 青小豆（未成熟的黄豆）50 克，小麦 50 克，通草 5 克。

【制法】 将以上 3 味淘洗干净，一同入锅，加入适量清水，先用中火煮沸，再用小火慢熬至豆烂麦熟，即成。

【用法】 不拘时食用。

【功效】 清热解毒，通淋利尿。适用于湿热下注型经行尿路感染。

◎ 香干炒芹菜

【材料】 芹菜 200 克，香干 50 克，酱油 10 克，豆油 10 克，精盐适量。

【制法】 先将芹菜择洗干净，切成 3 厘米的段，用开水焯过；再将香干洗净切丝。炒锅上火，加油烧热，先煸炒芹菜，加入精盐，再将香干丝放入，加入酱油，用大火快炒几下，出锅装盘即成。

【用法】 佐餐食用。

【功效】 清热利湿。适用于湿热下注型经行尿路感染。

熏 洗 法

◎ 方 1

【组方】 蛇床子 30 克，苦参 15 克。

【用法】 煎水，坐浴。

【功效】 清热燥湿。适用于湿热下注型经行尿路感染。

◎ 方 2

【组方】 土茯苓 30 克，萆薢 15 克。

【用法】 煎水，坐浴。

【功效】 解毒，保湿。适用于湿热下注型经行尿路感染。

◎ 方 3

【组方】 败酱草 60 克。

【用法】 煎水，坐浴。

【功效】 清热解毒。适用于阴虚火旺型经行尿路感染。

◎ 方 4

【组方】 苦参 40 克，龙胆草 40 克，马齿苋 40 克，白茅根 40 克。

【用法】 将上药均放入大砂锅内，加水 2500 毫升，煮沸 25 分钟左右，取药汁入盆，药温降至 50℃ 左右时，入双足浸浴，每次可浸浴 25 分钟左右（药温下降后可以再加热用）。每日 1 剂，分 2 次浸浴，第二次时，药液加入药渣中再煮沸 15 分钟左右，药汁入盆，按照上述方法再浸浴双脚。从经行尿路感染开始，直用至经行尿路感染愈。

【功效】 清热利湿。适用于湿热下注型经行尿路感染。

◎ 方 5

【组方】 苦参 30 克，大黄 30 克，明矾 20 克，滑石粉 20 克。

【用法】 将上药均放入锅内，加水 2500 毫升，煮沸 25 分钟左右，取汁入盆，药温降至 50℃ 左右时，入双足浸浴，每次可浸浴 25 分钟左右（药温下降后可以再加热用）。每日 1 剂，分 2 次浸浴，第二次用时，药液加入药渣中再煎煮沸 15 分钟左右，药汁入盆，按照上述方法再浸浴双脚。从经行尿路感染开始，直用至痊愈。

【功效】 清热燥湿。适用于湿热下注型经行尿路感染。

◎ 方 6

【组方】 金银花 30 克，车前草 30 克，紫花地丁 30 克，萹草 30 克。

【用法】 将上药均放入锅内，加水 2500 毫升，煮沸 25 分钟左右，取汁入盆，药温降至 50℃ 左右时，入双足浸浴，每次可浸浴 25 分钟左右（药温下降后可以再加热用）。每日 1 剂，分 2 次浸浴，第二次用时，药液加入药渣中再煎煮沸 15 分钟左右，药汁入盆，按照上述方法再浸浴双脚。从经行尿路感染开始，直用至经行尿路感染愈。

【功效】 清热利湿，消炎止痛。适用于湿热下注型经行尿路感染。

◎ 方 7

【组方】 黄连 20 克，黄柏 20 克，黄芩 20 克，蒲公英 15 克，金钱草 15 克。

【用法】 将上药均放入锅内，加水 2500 毫升，煮沸 25 分钟左右，取汁入盆，药温降至 50℃ 左右时，入双足浸浴，每次可浸浴 25 分钟左右(药温下降后可以再加热用)。每日1剂,分2次浸浴,第二次用时,药液加入药渣中再煎煮沸15分钟左右,药汁入盆,按照上述方法再浸浴双脚。从经行尿路感染开始,直用至经行尿路感染愈。

【功效】 清热利湿,解毒消炎。适用于湿热下注型经行尿路感染。

按摩法

【取穴】 一组:大敦、行间、太冲、中封穴。二组:涌泉、然谷穴。三组:至阴、足通谷穴。

【方法】 先中等强度按揉大敦、行间、太冲及中封穴各5~10分钟,每日1~2次;再中等强度揉搓涌泉、然谷穴各5~8分钟,每日1~2次;然后再中等强度按揉至阴、足通谷穴各3~5分钟,每日1~2次。从经行尿路感染开始,每日交替点穴,从第一组到第三组,直用至经行尿路感染痊愈。

【功效】 清热利湿,利尿止痛。适用于湿热下注型经行尿路感染。

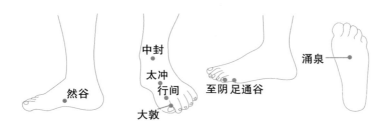

敷 贴 法

◎ 方1

【组方】 槐角60克,龙葵60克,蒲公英60克,车前草60克,苦参60克。

【制法及用法】 将以上各味共研为细末和匀,贮存备用。使用时,取药末20克,以适量蜂蜜调成糊,敷贴于双足底涌泉穴即可。每日换贴1次,从经行尿路感染开始,直用至经行尿路感染痊愈。

【功效】 清热利湿,解毒消炎。适用于湿热下注型经行尿路感染。

◎ 方 2

【组方】 海金沙 30 克，黄柏 30 克，车前草 30 克，龙胆草 30 克。

【制法及用法】将以上各味共研为细末，和匀，贮存备用。使用时，取药末 20 克，用适量食醋调成膏，敷贴于双足底涌泉穴。每日换药 1 次，从经行尿路感染开始，直用至经行尿路感染痊愈。

【功效】 清热利湿，消石止痛。适用于湿热下注型经行尿路感染。

◎ 方 3

【组方】 鲜车前草 90 克，连须葱白 60 克，食盐 15 克。

【制法及用法】将以上各味捣泥糊和匀，炒热，趁热敷于脐部，冷时炒热再敷，可直用至经行尿路感染痊愈。

【功效】 清热利湿，散寒止痛。适用于湿热下注型经行尿路感染。

◎ 方 4

【组方】 鲜绞股蓝 30 克，马齿苋 30 克。

【制法及用法】将以上 2 味共捣为泥糊和匀，敷贴于脐部，外用纱布、胶布固定即可。每日换贴 1 次，从经行尿路感染开始，直用至经行尿路感染痊愈。

【功效】 清热利湿，解毒消炎。适用于湿热下注型经行尿路感染。

◎ 方 5

【组方】 车前草 30 克，甘草梢 10 克，田螺肉 7 个，淡豆豉 10 粒，食盐少许。

【制法及用法】将以上各味捣烂和匀，制成饼，敷贴于脐部。每日换贴 1 次，从经行尿路感染开始，直用至经行尿路感染痊愈。

【功效】 清热利湿，利尿止痛。适用于湿热下注型经行尿路感染。

刮痧法

【取穴】 大椎、膀胱俞、阴陵泉、太溪、太冲、中极穴。伴血尿加刮血海穴，伴结石加刮水泉穴，伴小便混浊加刮脾俞穴、肾俞穴。

【方法】 除轻刮脾俞、肾俞穴外，其余穴均用重刮，每穴刮痧 3 ～ 5 分钟，以局部发红为度。每 2 ～ 3 日刮痧 1 次，从经行尿路感染开始，直用至经行尿路感染痊愈。

【功效】 清热利湿，消炎止痛。适用于湿热下注型经行尿路感染。

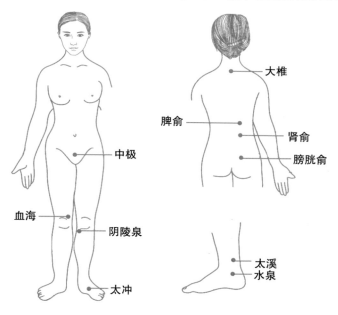

二十四

经前面部痤疮

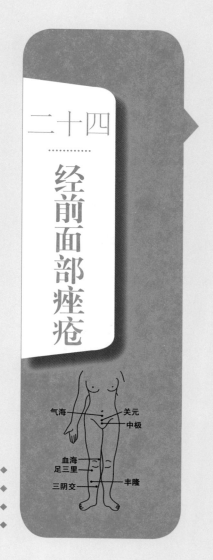

气海　　　关元
中极

血海
足三里
三阴交　　丰隆

- 病因
- 症状
- 预防
- 调养

每逢经前或者经行出现面部痤疮，经净之后逐渐隐退，称为"经行面部痤疮"。经前面部痤疮多见于青春期妇女，育龄期妇女也可发生。如服含有雄激素类药物或高剂量孕激素药物，也会引起面部痤疮，但与月经周期无关，所以不列入经行面部痤疮。

病　因

（1）肝脾湿热　湿热阳盛体质，或者嗜食油腻煎炸、甜食等，影响脾胃运化功能，使肝脾蕴热，上熏于面部而致。

（2）肺经郁热　肺主皮毛，肺经郁热，热熏面颊而致。

症　状

（1）肝脾湿热　经前面部痤疮突起，有时抓破有白色小脂粒溢出，无脓血，无滋水，心情烦躁，大便不调，月经量或多或者淋沥不净，经色红，黏腻。苔黄腻，脉细弦而滑。

（2）肺经郁热　经前面部痤疮，咽痛，颧红，干咳，经行量多，色红。苔薄黄，舌红，脉细数。

预　防

（1）忌食煎炸或油腻食品，少吃甜食，饮食宜清淡，易于消化吸收。

（2）忌烟、酒。保护脾胃功能，防止湿热蕴结。

（3）保持面部清洁卫生，清洗面部时忌用刺激性较大的肥皂或洗液。

调　养

中药方剂

◎ 泻白散

【材料】地骨皮 12 克，桑白皮 12 克，枇杷叶 12 克，黄芩 9 克，丹皮 9 克，连翘 9 克，桔梗 6 克，生甘草 4.5 克。

【制法】将以上药物加入适量清水，早晚各煎 1 次，取汁。

【用法】早晚各 1 次，温热口服。

【功效】清泻肺热。适用于肺经郁热型经行面部痤疮。

◎ 龙胆泻肝汤加减

【材料】茵陈 10 克，丹参 10 克，生薏苡仁 10 克，泽泻 12 克，龙胆草 9 克，生山栀 9 克，萆薢 10 克，荆芥 6 克，生甘草 5 克，黄芩 10 克。面部痤疮多而瘙痒者：加赤芍 12 克，玄参 12 克，土茯苓 12 克，地肤子 12 克。月经淋沥不净者：加荆芥炭 9 克，生地榆 15 克，旱莲草 12 克。便秘热重者：加生大黄 5 克（后下），金银花 9 克。苔黄厚腻者：加川朴 12 克，石斛 10 克。

【制法】将以上药物加入适量清水，早晚各煎 1 次，取汁。

【用法】早晚各 1 次，温热口服。

【功效】清热利湿。适用于肝脾湿热型经行面部痤疮。

药茶

◎ 海藻昆布杏仁茶

【材料】昆布 9 克，海藻 9 克，甜杏仁 9 克，薏苡仁 30 克。

【制法】先将昆布、海藻、甜杏仁加水煎取药汁，再与淘洗干净的薏苡仁一同煮取汤汁。

【用法】 代茶饮，每日 1 剂。

【功效】 清热利水散瘀。适用于肝脾湿热型经前面部痤疮。

◎ 木贼连翘蒲公英茶

【材料】 木贼 15 克，连翘 30 克，蒲公英 30 克。

【制法】 将以上 3 味加水煎汤，去渣取汁。

【用法】 每日 1 剂。

【功效】 清热解毒。适用于肺经郁热型经前面部痤疮。

◎ 白花蛇舌草茶

【材料】 白花蛇舌草 30 克。

【制法】 将白花蛇舌草加水煎汤，去渣取汁。

【用法】 每日 1 剂。

【功效】 清热解毒。适用于肺经郁热型经前面部痤疮。

药粥

◎ 山楂桃仁粥

【材料】 山楂 15 克，桃仁 10 克，粳米 100 克，白糖 20 克。

【制法】 将桃仁、山楂水煎 2 次，取药汁备用。将粳米淘洗干净，置于砂锅内，加入药汁，小火熬粥，粥成时加入白糖拌匀即成。

【用法】 每日 1 剂，分 2 次温服，7 剂为 1 个疗程，间隔 5 日进行下一个疗程。

【功效】 活血化瘀，润燥美肤，消食化滞。适用于肺经郁热及有瘀血之经行面部痤疮。

◎ 山楂桃仁贝母荷叶粥

【材料】 山楂 9 克，桃仁 9 克，贝母 9 克，荷叶 1/2 张，粳米 60 克。

【制法】 将以上药 4 味水煎，去渣后入洗净的粳米煮粥即成。

【用法】 每日 1 剂，早晚餐食用。

【功效】 活血化瘀，清热软坚。适用于有血瘀有郁热之经前面部痤疮。

药汤

◎ **养血润肤汤**

【材料】 松子仁 50 克，生地黄 50 克，枸杞子 15 克，玉竹 15 克，大枣（去核）10 枚，猪肉 350 克，精盐适量。

【制法】 生地黄、松子仁、枸杞子、大枣、玉竹、猪肉分别用清水洗净。砂锅内加入适量清水，煮至水沸后，加入以上全部材料，用中火炖 2 小时左右，加入精盐即成。

【用法】 佐餐食用，每日 1 ~ 3 次。

【功效】 养血补肝，润肤滑肠。适用于血虚有热之经行面部痤疮。

◎ **生地莲藕猪骨汤**

【材料】 猪脊骨 500 克，生地黄 30 克，莲藕 300 克，大枣（去核）10 枚，精盐适量。

【制法】 将生地黄、莲藕、大枣洗净。再将猪脊骨洗净，切成小块。把全部材料放入锅内，加入适量清水，大火煮沸后，小火炖 1 小时，加入精盐调味即成。

【用法】 佐餐食用，每日 1 ~ 2 次。

【功效】 滋阴养血，润肤美肤。适用于阴虚有热之经行面部痤疮。

◎ **车前草鸡骨草蚌肉汤**

【材料】 蚌肉 150 克，车前草 30 克，鸡骨草 20 克，生姜 10 克，精盐、味精各适量。

【制法】 蚌肉洗净。车前草、鸡骨草分别洗净，切碎。将以上材料一起放入砂锅内，加入适量清水，大火煮沸，改用小火炖 1 小时，加入精盐、味精调味即成。

【用法】 佐餐食用，每日 1 ～ 2 次。

【功效】 清肝泄热，利湿消痤。适用于肝脾湿热型经行面部痤疮。

保健菜肴

◎ 酸梅藕片

【材料】 酸梅 25 克，嫩藕 250 克，白糖 50 克。

【制法】 将嫩藕洗净污泥，刨去皮，切成半圆形的块，浸在冷开水中备用。将酸梅去核切碎，放在锅中。加入清水、白糖，用中火熬至汤汁稍稠时，将锅端离火，待其自然冷却。将泡于冷开水中的藕片捞起，沥干水分，装入盘内，随后将冷却的酸梅汁分装在小碟中，与藕片一起上桌即成。

【用法】 佐餐当菜，随意食用。

【功效】 清热凉血行瘀。适用于肝脾郁热型经行面部痤疮。

◎ 益母寄生蛋

【材料】 桑寄生 30 克，益母草 30 克，鸡蛋 4 枚，冰糖适量。

【制法】 先将鸡蛋煮熟，去壳，与洗净的益母草、桑寄生一同放入锅内，用小火煮沸半小时，然后放入冰糖煮至冰糖溶化，去益母草和桑寄生，即成。

【用法】 每日服 1 剂，吃蛋饮汤。

【功效】 补肝养血，活血养颜。适用于血虚有热之经行面部痤疮。

熏 洗 法

【组方】 菊花 240 克，朴硝 480 克，花椒 120 克，枯矾 120 克。

【用法】 将以上药物分作 7 份，每次 1 份，加入适量清水煮沸后倾入容器内先熏后洗患处。每日 1 ～ 2 次，每次 20 分钟，7 日为一疗程。

【功效】 清热解毒，消肿止痒。适用于肝脾湿热型经前面部痤疮。

药枕法

◎ 方1

【组方】 薄荷 200 克，桑叶 500 克，菊花 400 克，蝉衣 100 克。

【用法】 将上药分别快速烘干，共研粗末，装入枕芯枕头。

【功效】 散风清热，平肝明目，利咽透疹。适用于肝脾湿热型经前面部痤疮。

◎ 方2

【组方】 黄柏 500 克，黄连 500 克，黄芩 500 克，紫荆皮 500 克，雄黄 500 克，桑白皮 400 克，山栀子 400 克，丹皮 400 克，蔓荆子 300 克，青黛 300 克，冰片 20 克。

【用法】 将上药除冰片外，分别烘干，研成细末，加入冰片，和匀，装入枕芯枕头。

【功效】 清热燥湿，解毒疗疮。适用于肝脾湿热型经前面部痤疮。

拔罐法

【取穴】 大椎、肺俞、膈俞穴。

【方法】 采用大号玻璃火罐，以闪火法迅速拔在穴位上。也可用三棱针点刺大椎出血，用毫针针刺肺俞、膈俞后再加拔火罐。留罐 10 ~ 15 分钟，每日 1 次，10 ~ 15 日为一疗程。

【功效】 清热宣肺，活血散结，抗炎消肿。适用于肺经郁热型经前面部痤疮。

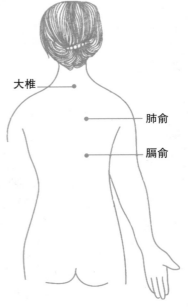

大椎

肺俞

膈俞

二十五

经行情志异常

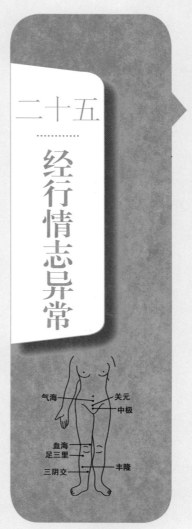

气海　　关元
　　　　中极

血海
足三里　　丰隆
三阴交

病因
症状
预防
调养

每值行经前后或者正值经期，出现烦躁易怒，悲伤啼哭，或情志抑郁，喃喃自语，彻夜不眠等证者，称为"经行情志异常"。本病属西医学"经前期紧张综合征"范畴。

病 因

（1）肝气郁结　肝气不舒，木郁克土，脾虚则不能化生精血，使心神失养，神无所主，导致情志异常。

（2）痰火上扰　郁而化火，火性炎上，炼液成痰，痰火壅积胸膈，上蒙清窍，神明逆乱，导致情志异常。

（3）心血亏虚　素性抑郁，久之化火，加之脾不运湿，心失所养，经期气血下注冲任，心血更感不足，心神失养，导致情志异常。

症 状

（1）肝气郁结　经前抑郁不乐，情绪不宁，心烦易怒，胸闷胁胀；经后逐渐减轻或复如常人，月经量多，色红，经期提前，胸胁苦满，不思饮食，彻夜不眠，苔薄，脉弦。

（2）痰火上扰　经行狂躁不安，头痛失眠，平时带下量多，色黄质稠，面红目赤，心胸烦闷，舌红，苔黄厚或腻，脉弦滑而数。

（3）心血亏虚　经前或行经期间精神恍惚、悲伤欲哭、喃喃自语或沉默不语、心悸失眠、健忘或多梦易惊，月经量少或量多、色淡质薄，舌质淡红苔白，脉细。

预 防

（1）经前保持心情愉快，避免引起情绪刺激的因素，是防止该病发作的重要因素。

（2）参加适当的体育锻炼和户外活动，起居有规律，也可以减少该病的发生。

（3）少女应提高对月经生理的认识，遵医嘱，以减少或控制经行情志异常的发生。

调 养

中药方剂

◎ 桃核承气汤

【材料】 生山楂 100 克，丹参 30 克，桃仁 10 克，大黄（后下）10 克，芒硝（冲）10 克，甘草 10 克，益母草 10 克，木香 8 克，桂枝 6 克。

【制法】 将以上药物加清水早晚各煎 1 次，取汁。

【用法】 每日 1 剂。早晚各 1 次，温热口服。

【功效】 活血化瘀，攻下通便。适用于瘀血上扰之经行情志异常。

◎ 甘麦大枣汤

【材料】 淮小麦 30 克，炙甘草 10 克，柏子仁 10 克，酸枣仁 10 克，朱茯神 10 克，大枣 5 枚，远志 6 克，石菖蒲 8 克，龙齿 15 克，百合 12 克。

【制法】 将以上药物加清水早晚各煎 1 次，取汁。

【用法】 每日 1 剂。早晚各 1 次，温热口服。

【功效】 养心安神。适用于心血不足之经行情志异常。

◎ 疏肝开郁饮

【材料】 素馨花 5 克，佛手片 10 克，柴胡 10 克，牡丹皮 10 克，当归 10 克，白芍 15 克，郁金 15 克，茯苓 15 克，首乌藤 30 克。

【制法】 将以上药物加清水早晚各煎 1 次，取汁。

【用法】 每日 1 剂。早晚各 1 次，温热口服。

【功效】 疏肝解郁，宁心安神。适用于肝气郁结之心神不宁之经行情志异常。

药茶

◎ **莲心枸杞甘草茶**

【材料】 枸杞子 5 克，莲子心 1.5 克，甘草 2 克。

【制法】 将以上 3 味加水煎汤，去渣取汁。

【用法】 代茶饮。

【功效】 清心安神。适用于肝气郁结型经行情志异常。

◎ **龟甲龙齿茶**

【材料】 夜交藤 30 克，炙龟甲 12 克（先煎），煅龙齿 20 克，玳瑁 3 克，琥珀末 3 克（吞）。

【制法】 将以上 5 味加水煎汤，去渣取汁。

【用法】 每日 1 剂。

【功效】 清心安神。适用于痰火上扰型经行情志异常。

药粥

◎ **麦枣玉竹粥**

【材料】 小麦 15 克，玉竹 9 克，大枣 10 枚，粳米适量。

【制法】 共煮粥食。

【用法】 月经前连服 4 ～ 6 剂。

【功效】 清心安神。适用于心阴不足之经行情志异常。

◎ **甘麦大枣粥**

【材料】 小麦 50 克，甘草 15 克，大枣 10 克。

【制法】 将甘草加水煎汁，去渣后与淘洗干净的小麦和大枣一同煮粥即成。

【用法】 每日服 2 次，空腹食用。

【功效】 益气宁心安神。适用于痰火上扰型经行情志异常。

◎ 梅花粥

【材料】 梅花 5 克，粳米 100 克，白糖少许。

【制法】 将粳米淘洗干净，加入 800 克清水，煮至米开汤未稠时，加入梅花，改小火稍煮片刻，视米花汤稠即成。

【用法】 每日早晚餐温热后服食。

【功效】 舒肝除烦。适用于肝郁化火型经行情志异常。

药汤

◎ 黑豆乌鸡汤

【材料】 黑豆 150 克，何首乌 100 克，乌骨鸡 1 只，大枣 10 枚，生姜 5 克，精盐适量。

【制法】 将乌骨鸡宰杀后去毛及内脏，洗净备用；将黑豆放入铁锅中干炒至豆衣裂开，然后用清水洗净，晾干备用；将何首乌、大枣、生姜分别洗净，大枣去核，生姜刮皮切片，备用。取汤锅上火，加入适量清水，用大火烧沸，下入黑豆、何首乌、乌骨鸡、大枣和生姜，改用中火继续炖约 3 小时，加入精盐适量即成。

【用法】 佐餐食用。

【功效】 补血养颜，养心安神。适用于痰火上扰型经行情志异常。

◎ 莲子藕粉羹

【材料】 去心干莲子 100 克，藕粉 60 克，白糖适量。

【制法】 将莲子用温水洗净，浸泡发好，放入锅中，加入适量清水，煮至熟透，将藕粉放入碗中，用冷水浸和，慢慢地下入锅中，边下边搅，再加入白糖调味，即成。

【用法】 当点心食用。

【功效】 补中益气，养心安神。适用于痰火上扰型经行情志异常。

保健菜肴

◎ 茭白炒鸡蛋

【材料】 茭白 150 克，鲜汤 100 克，鸡蛋 3 枚，葱花 20 克，猪油 50 克，精盐、味精各适量。

【制法】 将茭白去皮，洗净，放入开水锅中略焯捞出，先切成约 3 厘米长的段，然后再切片。将鸡蛋磕入碗中，加入精盐适量，搅匀。锅上火，放入 30 克熟猪油烧热，下葱花炸香，倒入蛋液炒熟盛盘。再原锅上火，放入 20 克油烧热，下茭白片炒片刻，加入鲜汤，放入精盐、味精炒入味，倒入鸡蛋炒匀，装盘即成。

【用法】 佐餐食用。

【功效】 滋补养颜，养心安神，滋阴生津。适用于痰火上扰型经行情志异常。

熏洗法

◎ 方 1

【组方】 当归 10 克，柴胡 10 克，白术 10 克，茯苓 10 克，薄荷（后下）10 克，香附 10 克，川芎 10 克，赤芍 15 克，白芍 15 克。

【用法】 将以上药物，加入清水煎煮，滤取药液，熏洗双足，每日 1 次，每次 30 分钟。

【功效】 疏肝解郁，宁心安神。适用于肝气郁结型经行情志异常。

◎ 方 2

【组方】 黄柏 20 克，天冬 20 克，生石膏（先煎）30 克，钩藤 30 克，菊花 10 克，知母 10 克。

【用法】 将生石膏加入清水先煎 20 分钟，然后加入其他中药煮沸，滤出药液，待温熏洗双足，每日浸浴，每日 1 次，每次 30 分钟。

【功效】 养阴润燥，清热平肝。适用于肝气郁结型经行情志异常。

◎ **方 3**

【组方】 香附 15 克，砂仁 15 克，枳壳 15 克，佛手 15 克，陈皮 15 克，苍术 15 克。

【用法】 将以上药物加入清水煎煮，滤取药液，熏洗双足，每日 1 次，每次 30 分钟。

【功效】 疏肝解郁，理气宽中。适用于肝气郁结型经行情志异常。

◎ **方 4**

【组方】 取艾叶 20 克，肉桂 10 克，白芷 10 克。

【用法】 以上药物水煎取汁，放入脚盆中，用一块干净纱布浸泡在药汁中，反复浸湿、擦洗两足底涌泉穴，每次 10 ~ 20 分钟。每日 1 剂，每剂可擦洗 2 次，从经前发病开始，直用至经行情志异常消失。

【功效】 引火归原，交通心肾，清热开窍。适用于痰火上扰型经行情志异常。

药 枕 法

◎ **方 1**

【组方】 柴胡 500 克，乌药 500 克，旋覆花 500 克，合欢皮 500 克，香附 400 克，木香 400 克，当归 400 克，川芎 400 克，佩兰 400 克。

【用法】 将以上药物一起烘干，研成粗末，装入枕芯枕头。

【功效】 疏肝解郁，行气止痛。适用于肝气郁结型经行情志异常。

◎ **方 2**

【组方】 明矾 500 克，朴硝 500 克，磁石 500 克，生大黄 300 克，全瓜蒌 200 克，厚朴 200 克，枳实 200 克。

【用法】 将以上诸石打碎，余药烘干，共研粗末，混匀，装入枕芯枕头。

【功效】 镇惊安神，平肝潜阳。适用于肝气郁结型经行情志异常。

塞 鼻 法

【组方】 牙皂 10 克，白芷 10 克，细辛 3 克，藜芦 10 克。

【用法】 煎汁去渣，将小纱布条浸泡于药汁中，取出塞入一侧鼻腔中。如果鼻腔中出现分泌物后要及时取出纱条，使之流出，然后重新塞入。

【功效】 解表散寒，温肺祛痰。适用于痰火上扰型经行情志异常。

敷 贴 法

◎ 方1

【组方】 龙胆草 20 克，吴茱萸 12 克，土硫黄 6 克，明矾 3 克，朱砂 0.5 克，鲜小蓟根适量。

【制法及用法】将前 5 味共为末和匀，小蓟根捣汁，与凡士林适量一起混匀调成稀糊，每日 1 次，将以上药物外贴敷于双足底涌泉穴，外用纱布胶布固定。

【功效】 疏肝解郁，宁心安神。适用于肝气郁结型经行情志异常。

◎ 方2

【组方】 野菊花 90 克，食醋适量。

【制法及用法】将野菊花研为末，与食醋和匀成膏糊，敷贴于心俞、期门、日月穴，外用胶布固定，每日换药 1 次。从经前发病开始，直用至经行情志异常消失。

【功效】 疏风清热，解毒散郁。适用于肝气郁结型经行情志异常。

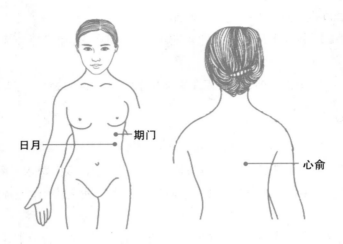

日月   期门   心俞

◎ **方3**

【组方】 吴茱萸 12 克，龙胆草 20 克，硫黄 6 克，明矾 9 克，朱砂 0.6 克，小蓟根汁适量。

【制法及用法】前 5 味为末和匀，与小蓟根汁及适量凡士林和匀成膏，待用。使用时，将适量药膏敷贴于神阙、期门、涌泉穴，外用胶布固定，每 2～3 天换药 1 次。从经前发病开始，直用至经行情志异常消失。

【功效】 疏肝下气，散寒燥湿。适用各型经行情志异常。

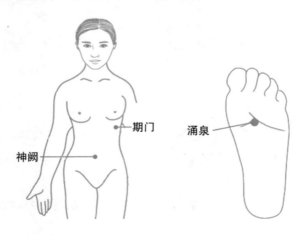

期门   涌泉   神阙

方 4

【组方】 丹参 12 克，远志 12 克，百合 6 克，米醋适量。

【制法及用法】将以上前 3 味为末和匀，与米醋一起调和成膏即可。每日 1 剂，将以上药膏外敷贴于足底涌泉及三阴交穴，外用纱布胶布固定。

【功效】 养心安神。适用于心血亏虚型经行情志异常。

方 5

【组方】 夏枯草 60 克，香油适量。

【制法及用法】将夏枯草研为末，与香油和匀成膏糊，待用。使用时，将药物敷贴于大椎、期门穴，外用纱布、胶布固定，每日换贴 1 次。从经前发病开始，直用至经行情志异常消失。

【功效】 清肝散结。适用于肝气郁结型经行情志异常。

经行声音嘶哑

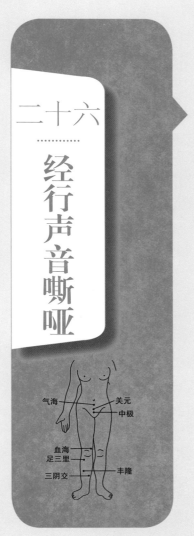

气海 　关元
　　　中极

血海
足三里
三阴交 　丰隆

病因

症状

预防

调养

妇女每逢经行之际，出现声音嘶哑，甚则失音，经净后渐渐恢复正常者，称为"经行声音嘶哑"。

病　因

（1）肺阴虚　素体肺阴不足或者风燥之邪袭肺，致肺虚阴津不足，经行阴血下注胞宫，肺阴益虚，虚火上炎，咽喉失润，则声哑失音。

（2）肾阴虚　先天肾阴不足，或者房劳多产，耗损阴津，肾精亏损，经行精血下注，阴液不足，不能上承舌脉，咽喉失润则音哑或失声。

（3）阴虚肝郁　多产房劳，耗损阴血，情志不舒，肝郁化火，耗灼阴津，阴虚肝郁，经行阴精随经血下注，肺门失润而咽干声嘶。

症　状

（1）肺阴虚　经行声哑失音，咽干又燥，虚烦少眠，手足心热，午后尤甚，大便干结。舌红少津，苔薄而干，脉细。

（2）肾阴虚　经行音哑或者失声，咽干，头晕耳鸣，腰膝酸软，五心烦热。舌红少苔，脉沉细数。

（3）阴虚肝郁　经行音哑，咽干口苦，急躁易怒，胸胁隐痛，腰酸软。舌红少苔或干，脉弦细数。

预　防

（1）经常用淡盐水进行漱口，从而保持口腔清洁卫生，对经行声音嘶哑的预防和调养有益。

（2）加强体育锻炼，增强体质，提高防病能力；注意劳逸结合，防止受凉感冒，有利于经行声音嘶哑的预防和调养。

（3）加强饮食营养，多吃些新鲜蔬菜、水果。经期忌食辛辣、肥腻食品，切勿饮酒、吸烟、喝咖啡等。

（4）经期要多注意休息，切勿过多唱歌、朗读或高声讲话，保护好嗓子。

（5）保持乐观情绪，避免忧思抑郁和烦躁恼怒等不良情志刺激。

调　养

中药方剂

◎ 六味地黄丸

【材料】熟地黄 160 克，山茱萸（制）80 克，山药 80 克，牡丹皮 60 克，茯苓 60 克，泽泻 60 克。

【制法】将以上 6 味，粉碎成细粉，过筛，混匀。每 100 克粉末加入炼蜜 35 ～ 50 克与适量的水，泛丸，干燥，制成水蜜丸，或加炼蜜 80 ～ 110 克制成小蜜丸或大蜜丸，即成。

【用法】口服，水蜜丸一次 6 克，小蜜丸一次 9 克，大蜜丸一次 1 丸，一日 2 次。

【功效】滋肾养阴。适用于肾阴虚型经行声音嘶哑。

◎ 一贯煎

【材料】北沙参 10 克，麦冬 10 克，当归 10 克，生地黄 30 克，枸杞子 12 克，川楝子 5 克。

【制法】将以上药物加清水煎，去渣取汁。

【用法】温热口服。

【功效】滋养肝肾，疏肝理气。适用于肝肾阴虚型经行声音嘶哑。

药茶

◎ 橘叶二冬茶

【材料】 橘叶 15 克，橘核 15 克，天冬 10 克，麦冬 10 克。

【制法】 水煎服。

【用法】 代茶饮。

【功效】 疏肝理气，养阴润肺。适用于阴虚肝郁型经行声音嘶哑。

药粥

◎ 鱼腥草麦冬玄参粥

【材料】 鱼腥草 15 克，麦冬 10 克，玄参 10 克，木蝴蝶 10 克，大米 60 克，白糖适量。

【制法】 将前 4 味水煎取汁，入大米煮成粥，加白糖调味即可。

【用法】 每日 1 剂，分 2 ~ 3 次服用。

【功效】 通宣理肺，养阴润燥。适用于肺阴虚型经行声音嘶哑。

◎ 地黄天冬泽泻粥

【材料】 生地黄 15 克，熟地黄 15 克，天冬 15 克，泽泻 10 克，蝉蜕 10 克，鲜山药块 60 克，大米 60 克，白糖适量。

【制法】 将前 5 味水煎取汁，入大米后煮开，加入山药块煮成粥，加白糖调味即可。

【用法】 每日 1 剂，分 2 ~ 3 次服用。

【功效】 滋养肝肾，养阴清热，清音利咽。适用于阴虚肝郁经行声音嘶哑。

药汤

◎ 百合玉竹瘦肉汤

【材料】 百合 30 克，玉竹 30 克，鲜橄榄 60 克，瘦肉片 60 克，食盐、味精各适量。

【制法】 将前 4 味入锅，加水适量，大火煮沸，改小火煮酥熟，加食盐、味精调味即可。

【用法】 每日 1 剂，分 2 次佐餐服用，吃百合、肉片及饮汤。

【功效】 通宣理肺，养阴润燥。适用于肺阴虚型经行声音嘶哑。

熏 洗 法

【组方】 蒲公英 30 克，金银花 30 克，牛蒡子 30 克，马勃 15 克，射干 15 克，紫苏 15 克，薄荷 6 克。

【用法】 将以上各味药放入锅，加水煎汤后倒入盆，先熏双手，待温度降至 50℃时，再洗双手。每日 1 剂，每剂可熏洗 2 ~ 3 次，每次熏洗 20 分钟左右。从经行发病开始，直用至经行声音嘶哑消失。

【功效】 清热解毒，利咽清音。适用于各种经行声音嘶哑。

参 考 文 献

[1] 张梅奎. 月经病中医诊治自学入门 [M]. 北京：金盾出版社，2013

[2] 姜坤. 月经病自我防治 [M]. 北京：金盾出版社，2006

[3] 傅金英. 中西医结合治疗月经病 [M]. 北京：人民军医出版社，2009

[4] 陈国珍. 得了月经病怎么办 [M]. 北京：金盾出版社，2008

[5] 刘建，陈攻，廉印玲. 月经病实效经典 [M]. 北京：人民军医出版社，2009

[6] 薛晓鸥. 中医教您防治月经病 [M]. 北京：人民军医出版社，2014

[7] 李颖，李荣. 月经病防治与调养（第2版）[M]. 北京：人民军医出版社，2011

[8] 王惟恒. 月经病千家妙方 [M]. 北京：人民军医出版社，2011

[9] 高溥超，高桐宣. 月经病食来调 [M]. 北京：化学工业出版社，2007